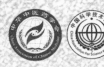

"十二五"国家科技支撑计划重点课题
中成药安全合理用药评价和干预技术研究与应用

呼吸疾病
安全用药手册

中华中医药学会 组 编

苏惠萍 主 编

科学出版社

北京

内 容 简 介

本书是"十二五"国家科技支撑计划重点课题"中成药安全合理用药评价和干预技术研究与应用"的研究成果之一。全书分为两部分，总论部分从中成药的源流、剂型、类别、应用、管理等方面进行系统介绍。各论部分对呼吸系统相关疾病从典型案例分析、中西医的认识、常见中成药的使用及注意事项、疾病预防等方面进行论述，对人们使用中成药的常见误区作了深入浅出的分析，对指导呼吸系统疾病中成药的合理使用，减少中成药不良反应的发生具有一定的意义。

本书可供医务人员和广大中医药爱好者参考使用。

图书在版编目 (CIP) 数据

呼吸疾病安全用药手册 / 苏惠萍主编；中华中医药学会组编.
—北京：科学出版社，2015.6
"十二五"国家科技支撑计划重点课题
ISBN 978-7-03-045147-7

Ⅰ.①呼⋯ Ⅱ.①苏⋯ ②中⋯ Ⅲ.①呼吸系统疾病－中成药－用药法－手册
Ⅳ.R259.6-62

中国版本图书馆CIP数据核字(2015) 第143498号

责任编辑：鲍 燕 / 责任校对：张小霞
责任印制：肖 兴 / 封面设计：王 浩

科 学 出 版 社 出版
北京东黄城根北街16号
邮政编码：100717

http://www.sciencep.com

新科印刷有限公司 印刷
科学出版社发行 各地新华书店经销

*

2015年7月第 一 版 开本：B5 (720×1000)
2015年7月第一次印刷 印张：9 3/4
字数：197 000

定价：36.00元

（如有印装质量问题，我社负责调换）

"十二五"国家科技支撑计划重点课题
中成药安全合理用药评价和干预技术研究与应用

总编委会

总 主 编

李俊德	曹正逵	谢 钟	洪 净
温长路			

副总主编

王 奕	裴晓华	方建国	刘更生

编　　委 （按姓氏笔画排序）

王 奕	王小岗	方建国	刘更生
苏惠萍	李 怡	李邻峰	李国辉
李俊德	张书信	赵 丽	侯 丽
洪 净	徐荣谦	高 颖	曹正逵
曹俊岭	温长路	谢 钟	雷 燕
裴晓华	薛晓鸥	魏 玮	

编委会办公室

郭希勇	郭继华

本书编委会

主　编

苏惠萍

副 主 编

王海彤　　　　　练毅刚　　　　　林欣潮

编写人员（按姓氏笔画排序）

闫玉琴　　　　杨巧慧　　　　吴丽婷　　　　汪　霞

高　伟　　　　龚　容

总 前 言

中医采用成药治病的历史非常悠久，内容十分丰富。在历代中医古籍记载的数以万计的方剂中，从剂型角度看有大量的成药方。即使是汤方，有许多也可以根据需要加工制作成成药。这些成药方经过长期的应用、积累、演变和发展，形成了丰富多彩的中成药种类。如大家熟知的六味地黄丸、大活络丹、藿香正气水、伤湿止痛膏等。我们现在所说的中成药，是指由国家相关部门批准生产的中药成品药，必须具备明确的药品名称、规格、组成（保密品种除外）、功效、适应证、用法、禁忌、注意事项、生产厂家、生产日期、有效日期、生产批号、批准文号等，产品说明名实相符。

中成药具有组方固定、用途明确、服用便捷、适用面广、性质稳定、易于贮存、携带方便等特点。既可备以应急，也便于长期服用。此外，中成药大都消除了汤剂的不良气味，减少了服药之苦，因而易于被患者接受。必须强调的是，中成药是中医防治疾病的重要方法之一，既要在中医理论指导下加工制作，也要在中医理论指导下正确使用。

本丛书既是"十二五"国家科技支撑计划重点课题"中成药安全合理用药评价和干预技术研究与应用"的研究成果，也为继续深化和促进安全用药知识教育与传播，为提高公众安全合理使用中成药的意识和水平，提供参考帮助。丛书定位于科普化，重点解决哪些是适宜向公众传播的用药知识，以及如何去传播这些知识。既可针对医务人员进行安全合理用药科普相关知识的培训，辅助医务工作者在日常药学服务过程中针对公众开展安全合理用药科普宣传；也能够供有一定知识水平的公众自主学习，提供安全合理用药的知识和实用技能。

本丛书的编写和组织工作，由中华中医药学会继续教育与科学普及部组织具有科普实践经验的药学专家和科普专家，将药学专业知识进行科普化加工编写而成，具有科学性、权威性、可读性和实用性。中华中医药学会继续教育与科学普及部，十分重视中医药行业公益性创新课题的研究与新成果的推广，多年来以"立足于中医，面向大众"为主要指导思想，积极参加科协组织的全国性科普活动，并发挥自身优势，通过举办科普讲座、编写科普书籍、开展健康咨询及义诊等多种形式，让中医走进千家万户，让百姓了解中医，认识中医。相信这部丛书的推出，一定会为中医药行业从业人员知识的丰富、为广大读者健康养生事业的推进、为中医药服务于国计民生的大局做出积极的贡献！

丛书总编委会

2015 年 5 月

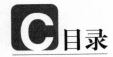

目录

总前言

总论 中成药安全合理用药概述

中成药概说 / 3

中成药的剂型 / 6

中成药的类别 / 10

中成药的应用 / 25

中成药的管理 / 33

各论 呼吸疾病安全用药

概述 / 39

鼻炎 / 41

鼻窦炎 / 47

扁桃体炎 / 52

喉炎 / 58

咽炎 / 63

肺炎 / 69

感冒 / 74

慢性咳嗽 / 79

哮喘 / 85

急性气管支气管炎 / 91

慢性支气管炎 / 96

慢性阻塞性肺疾病 / 101

慢性肺源性心脏病 / 108

呼吸衰竭 / 112

支气管扩张 / 116

间质性肺病 / 120

胸膜炎 / 124

肺结节病 / 129

肺结核 / 133

肺癌 / 138

附录 中成药药名索引

中成药安全合理用药概述

中成药概说

1. 什么是中成药

中成药是根据中医成方将中药饮片加工制作的成品药，也就是通常所说的丸散膏丹等剂型的药物，如大家熟知的六味地黄丸、大活络丹、藿香正气水、伤湿止痛膏等。一般来说，中成药是与针对某人按照处方煎煮的汤药相对而言的，中成药提前制备而成，随时可用。

我们现在所说的中成药，是指由国家相关部门批准生产的中药成品药，必须具备明确的药品名称、规格、组成（保密品种除外）、功效、适应证、用法、禁忌、注意事项、生产厂家、生产日期、有效日期、生产批号、批准文号等，产品与说明名实相符。

中成药具有组方固定、用途明确、服用便捷、适用面广、性质稳定、易于贮存、携带方便等特点。既可备以应急，也便于长期服用。此外，中成药大都消除了汤剂的不良气味，减少了服药之苦，因而易于被患者接受。

但必须强调的是，中成药是中医防治疾病的重要方法之一，既要在中医理论指导下加工制作，也要在中医理论指导下正确使用。

2. 中成药发展简史

中医采用成药治病的历史非常悠久，内容十分丰富。在历代中医古籍记载的数以万计的方剂中，从剂型角度看有大量的成药方。即使是汤方，有许多也可以根据需要加工制作成成药。这些成药方经过长期的应用、积累、演变和发展，形成了丰富多彩的中成药种类。

中成药的起源现可以追溯到夏商时期，在甲骨文中就有以芳香药物酿制鬯酒的记载，既是最早的酒剂，也可以看作是具有保健作用的中成药。

长沙马王堆汉墓出土的《五十二病方》，记载了先秦时期用于治疗 52 种疾病的283 个药方，尽管这些方剂还没有名字，但丸、散、饼、曲、酒、油膏、丹、胶等剂型已经具备了。

我国现存最早的医学典籍《黄帝内经》治病以针刺为主，其中还记载了 13 首方剂，其中 9 种为成方制剂，包括丸、丹、膏、酒等，而且已经有了名称。

《神农本草经》是我国现存第一部药学专著，不仅奠定了中药学的理论基础，而且对药物的四气、五味、配伍、剂型、服药时间及方法、药物采制与加工等有了明确的记载。

东汉末年，著名医家张仲景撰写了《伤寒杂病论》，无论在方剂数量还是剂型上都有了很大的发展，被后世称为"方书之祖"。后人将该书整理成为《伤寒论》和《金匮要略》两书，其中《伤寒论》载方 113 首，《金匮要略》载方 262 首，包括 60 多首成药方，如五苓散、乌梅丸、理中丸、肾气丸、麻子仁丸等至今仍在应用。此外，书中还记载了蜜丸剂、浓缩丸剂、散剂、酒剂、阴道栓剂、洗剂、浴剂、熏烟剂、滴耳剂、软膏剂、灌肠剂等多种剂型，不仅丰富了中医治病手段，而且为后世中成药的发展奠定了坚实基础。

东汉魏伯阳的道教著作《周易参同契》，托易象而论炼丹，以求长生不老。其中所言外丹，对推动中药丹剂的应用和发展产生了较大影响。

晋代，葛洪编写的《肘后备急方》载方 101 首，其中成药方占了半数以上，并且首次使用了"成剂药"一词，与我们今天所说的成药含义一致。在成药组方与制作方法上也有了新的发展，如采用羊肝配伍黄连用于治疗眼疾的羊肝丸，疗效较好。此外，还收载了蜡丸、灸剂、熨剂等剂型。葛洪还著有《抱朴子》一书，其中涉及多种丹剂的制作。

唐代，孙思邈在《备急千金要方》和《千金翼方》中分别收载了药方 5300 余首和 2200 余首。其中著名的紫雪丹、定志丸、磁朱丸等沿用至今，且各种剂型俱备。此外，《千金要方》设有"万病丸散"一门，选通治诸病成方 13 首，详言成药辨证应用方法。王焘《外台秘要方》收方 6800 余首，成药方有苏合香丸、五加皮酒等传世。

宋代，文化昌明，印刷术的发明与应用大大促进了方药知识的传播。政府不仅主持编纂《太平圣惠方》《圣济总录》等大型方书，而且还设立熟药所，后更名惠民和剂局，专门从事成药的生产与销售。《太平惠民和剂局方》是根据其配制成药的处方，由陈师文等汇编而成的方书，收载成药 788 种，许多成方沿用至今，如二陈丸、十全大补丸、逍遥散、参苓白术散、藿香正气散、至宝丹、小活络丹等，对后世影响较大。钱乙《小儿药证直诀》根据小儿特点，大量使用成药，著名的六味地黄丸即为钱乙根据金匮肾气丸化裁而成。此外，严用和《济生方》中的归脾丸、许叔微《普济本事方》中的四神丸等均为名著于世的成药方。

金元时期，名医辈出，流派纷呈，诸医家创制了不少各具学术特色的成药方。如刘完素的防风通圣丸、六一散，张从正的木香槟榔丸、禹功散，李杲的补中益气汤（丸）、清暑益气丸、朱砂安神丸，朱丹溪的大补阴丸、左金丸、保和丸、越鞠丸等，均流芳至今。

明代，中药成方制剂进一步发展，记载成方的中医药著作颇多。如《普济方》《本草纲目》等大型方药著作，载录成药方众多，涉及剂型数十种，几乎囊括了古今各种成药种类。此外，王肯堂《证治准绳》中的二至丸、四神丸、五子衍宗丸，陈实功《外科正宗》中的冰硼散、如意黄金散、保安万灵丹，张介宾《景岳全书》中的左归丸、右归丸、人参健脾丸，龚云林《寿世保元》中的乌鸡白凤丸、艾附暖宫丸等成药，均功效显著，堪称精品。

清代，知名的成药见于温病、外科、喉科等。如《温病条辨》中的银翘散、安宫牛黄丸，《外科全生集》中的醒消丸、西黄丸，《医宗金鉴》中的龙胆泻肝丸、一捻金，《重楼玉钥》中的养阴清肺丸等，均有重要影响。此外，吴尚先《理瀹骈文》专言外治，其中所用大多为成药。

新中国成立之后，党和政府高度重视中医药事业的继承和发扬，整理编纂了大量成药处方集，并制定了一系列相应的政策与措施，使得中成药的研制与生产逐步走向规范化、法制化。近几十年来，中成药的发展更加迅猛，在新剂型的开发与应用、中成药安全性研究、中成药作用机制研究与新药研制等方面都取得了举世瞩目的成就。

20世纪90年代以来，我国的中药产业已初具规模，且被列为国家高新技术行业，发展成为我国国民经济的支柱产业之一，在临床和科研方面也都取得了显著成果。

中成药的剂型

中成药传统剂型种类繁多，是我国历代医药学家长期实践的经验总结。近几十年来，随着中成药发展水平及临床应用的不断提高，中成药剂型的基础研究取得了较大进展，研制开发了大量新剂型，进一步扩大了中成药的使用范围。

中成药的剂型不同，作用特点亦不同，使用后产生的疗效、持续的时间、作用的特点亦有所差异。因此，正确选用中成药，首先要了解中成药的常用剂型及其特点。

中成药剂型可分为固体、半固体、液体和气体四大类。

1. 固体制剂

固体剂型是中成药最常用的剂型，这类剂型形态稳定，便于携带，使用方便。

⊕ 散剂

散剂是将原料药材经粉碎，均匀混合而制成的粉末状制剂。散剂作为传统剂型之一，按给药途径可分为内服散剂和外用散剂。散剂的特点是：分散度大，起效迅速，剂量可随病症调整，尤其适用于婴幼儿、老人；制备简单，对溃疡、外伤等能起到收敛保护的作用；表面积大，一般其嗅味、刺激性、吸湿性及化学活性等表现强烈，挥发性成分易散失；散剂的口感较差，剂量大的也会造成服用困难。

⊕ 颗粒剂

颗粒剂是将药材提取物与适宜的辅料或饮片细粉制成具有一定粒度的颗粒状制剂。根据辅料不同，可分为无糖颗粒剂型和有糖颗粒剂型。中药颗粒剂剂型始于我国 20 世纪 70 年代，当时称为冲剂。颗粒剂是在汤剂、散剂、糖浆剂、酒剂等前提剂型的基础上发展起来的新剂型。其优点：吸收快，见效迅速；剂量小，口感好，可调色、香、味，尤其适合儿童服用；生产设备简单，易操作；服用、携带、储藏和运输方便。但是相对来说，颗粒剂的成本较高，且具有容易吸潮结块、潮解的缺点。

⊕ 胶囊剂

胶囊剂是将原料药材用适宜方法加工后，填充于空心胶囊或密封于软质囊材中的制剂。根据胶囊材质不同，可分为硬胶囊、软胶囊（胶丸）和肠溶胶囊等。胶囊剂主要供口服使用，主要特点是：掩盖药物不良气味，提高药物稳定性；药物的生物利用度高，能在胃肠道中迅速分散、溶出和吸收。

丸剂

丸剂是将饮片细粉或提取物加适宜的黏合剂或其他辅料制成的球形或类球形制剂。根据制备方法和辅料的不同，分为蜜丸、水蜜丸、水丸、糊丸、蜡丸、浓缩丸、滴丸等多种类型，主要供内服使用。其中，蜜丸根据大小可分为大蜜丸、小蜜丸。水蜜丸较蜜丸含蜜量少。水丸崩解较蜜丸快，便于吸收。糊丸释药缓慢，适用于含毒性成分或药性剧烈成分的成药方。蜡丸缓释、长效，且可达到肠溶效果，适合毒性和刺激性较大药物的成药方。浓缩丸服用剂量较小。滴丸剂系指药材经适宜的方法提取、纯化、浓缩，并与适宜的基质加热熔融混匀后，滴入不相混溶的冷凝液中，收缩冷凝而制成的球形或类球形制剂。滴丸剂服用方便，可含化或吞服，起效迅速。

片剂

片剂是将药材提取物，或药材提取物加药材细粉，或药材细粉与适宜辅料混匀压制成的圆片状或异形片状的剂型。主要供内服，也有外用或其他特殊用途者。按药材的处理过程可分为全粉末片、半浸膏片、浸膏片、提纯片。片剂具有溶出度及生物利用度较高；剂量准确，药物含量差异较小；质量稳定；服用、携带、运输和贮存较方便等特点。

胶剂

胶剂是以动物的皮、骨、甲、角等为原料，用水煎取胶质，浓缩成稠胶状，经干燥后制成的固体块状内服制剂。胶剂多为传统的补益药，一般烊化兑服。

栓剂

栓剂是将药材提取物或药材细粉与适宜基质混合制成供腔道给药的制剂。栓剂在常温下为固体，纳入人体腔道后，在体温下能迅速软化熔融或溶解于内分泌液，逐渐释放药物而产生作用。既可作为局部用药剂型又可作为全身用药剂型。全身用药时，不经过胃，且无肝脏首过效应，因此生物利用度优于口服，对胃的刺激性和肝的毒副作用小，尤适合不宜或不能口服药物的患者。

丹剂

丹剂是将由汞及某些矿物药，在高温条件下烧炼制成的不同结晶形状的剂型。丹剂大多含汞，因毒性较强，只宜外用。

贴膏剂

贴膏剂是将药材提取物、药材细粉等与适宜的基质制成的供皮肤贴敷,可产生局部或全身性作用的一类片状外用制剂。包括橡胶膏剂、凝胶膏剂(即原巴布膏剂)和贴剂等。贴膏剂用法简便,兼有外治和内治的功能。近年来发展起来的凝胶膏剂,是将药材提取物、药材细粉等与适宜的亲水性基质混匀后,涂布于背衬材料上制成的贴膏剂。与传统的中药贴膏剂相比,能快速、持久地透皮释放基质中所包含的有效成分,具有给药剂量较准确、吸收面积小、血药浓度较稳定、使用舒适方便等优点。

涂膜剂

涂膜剂是将药材提取物或药材细粉与适宜的成膜材料加工制成的膜状制剂。可用于口腔科、眼科、耳鼻喉科、创伤科、烧伤科、皮肤科及妇科等。作用时间长,且可在创口形成一层保护膜,对创口具有保护作用。一些膜剂,尤其是鼻腔、皮肤用药膜亦可起到全身作用。

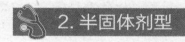 **2. 半固体剂型**

煎膏剂

煎膏剂是将药材加水煎煮,取煎煮液浓缩,加炼蜜或糖(或转化糖)制成的稠厚状半流体制剂。适用于慢性病或需要长期连续服药者,传统的膏滋即属于此类剂型。煎膏剂以滋补作用为主,兼具治疗作用。

软膏剂

软膏剂是将药材提取物或药材细粉与适宜基质混合制成的半固体外用制剂。常用基质分为油脂性、水溶性和乳剂。

凝胶剂

凝胶剂是将药材提取物与适宜的基质制成的,具有凝胶特性的半固体或稠厚液体制剂。按基质不同可分为水溶性凝胶和油性凝胶。适用于皮肤及体腔如鼻腔、阴道和直肠给药。

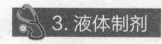 **3. 液体制剂**

合剂

合剂是将饮片用水或其他溶剂,采用适宜方法提取制成的口服液体制剂。合剂是在汤剂基础上改进的一种剂型，合剂比汤剂浓度高，服用剂量小，易吸收，且能较长时间贮存。

⊕ 口服液

口服液是在合剂的基础上，加入矫味剂，按单剂量灌装、灭菌制成的液体制剂。口感较好，易于接受，近年来无糖型口服液逐渐增多。

⊕ 酒剂

酒剂是将中药饮片或粗粒用蒸馏酒提取制成的澄清液体制剂。酒剂较易吸收，小儿、孕妇及对酒精过敏者不宜服用。

⊕ 酊剂

酊剂是将原料药物用规定浓度的乙醇提取或溶解而制成的澄清液体制剂。有效成分含量高，使用剂量小，易于保存。小儿、孕妇及对酒精过敏者不宜服用。

⊕ 糖浆剂

糖浆剂是含药材、药材提取物或芳香物质的浓蔗糖水溶液。因含有糖或芳香性矫味剂，可掩盖药物的苦味或其他不良气味，较适宜儿童使用，但糖尿病患者慎用。

⊕ 注射剂

注射剂是将药材经提取、纯化后制成的供注入体内的溶液、乳状液及供临用前配制成溶液的粉末或浓溶液的无菌制剂。药效作用迅速，适用于不宜口服给药的药物，不宜口服的病人；可使药物发挥定位定向的局部作用，便于昏迷、急症、重症、不能吞咽或消化系统障碍患者使用。

4. 气体剂型

气体剂型主要为气雾剂。气雾剂是将药材提取物、药材细粉与适宜的抛射剂共同封装在具有特殊阀门装置的耐压容器中，使用时借助抛射剂的压力将内容物喷出呈雾状、泡沫状或其他形态的制剂。其中以泡沫形态喷出的可称泡沫剂。不含抛射剂，借助手动泵的压力或其他方法将内容物以雾状等形态喷出的制剂为喷雾剂。气雾剂可直达吸收或作用部位，具有速效和定位作用；药物不易被微生物污染，使用方便，剂量准确，同时避免了胃肠道给药的副作用。可用于呼吸道吸入、皮肤、黏膜或腔道给药。

以上各类剂型，有时也将西药与中药联合组方。由于含西药成分的中成药并不普遍，且西药成分易被忽略，在应用时当加以注意。

中成药的类别

中成药的种类很多，根据不同的需求，有功效、病症、方名、剂型等不同分类方法。从应用的角度讲，最便于把握的是按功效分类。根据功效，中成药可分为以下20类。

1. 解表剂

解表剂以麻黄、桂枝、荆芥、防风、桑叶、菊花、柴胡、薄荷、豆豉等药物为主组成，具有发汗、解肌、透疹等作用，主要用以治疗表证。解表剂分为辛温解表、辛凉解表和扶正解表三类。临床以恶寒发热、舌苔薄白或黄、脉浮等为辨证要点。适用于普通感冒、流行性感冒、上呼吸道感染、扁桃体炎、咽炎等病症。

✛ 辛温解表剂

适用于外感风寒表证。症见恶寒发热、头项强痛、肢体酸痛、口不渴、无汗或汗出而仍发热恶风寒、舌苔薄白、脉浮紧或浮缓等。常用药如感冒清热颗粒、九味羌活丸、小儿感冒退热糖浆、川芎茶调散（丸）等。

✛ 辛凉解表剂

适用于外感风热表证。症见发热、微恶风寒、头痛、口渴、咽痛，或咳嗽、舌尖红、苔薄白或兼微黄、脉浮数等。常用药如银翘解毒丸（颗粒、胶囊、片）、桑菊感冒片（颗粒）、感冒清热胶囊等。

✛ 扶正解表剂

适用于正气虚弱复感外邪而致的表证。症见反复感冒、低热汗出、倦怠、舌质淡有齿痕、苔薄、脉弱等。常用药如玉屏风颗粒（口服液）、参苏丸（胶囊）等。

注意事项：①服用解表剂后宜避风寒，或增衣被，或辅之以粥，以助汗出；②解表取汗，达到全身持续微汗为最佳。若汗出不彻底，则会导致病邪不能完全散出；若汗出的太多，则会导致伤耗气津；③若病痊愈，即可停止服用；④服用解表剂时忌食用生冷、油腻之品，要多喝水，注意休息；⑤对于麻疹已透、疮疡已溃或虚证水肿的患者，不宜使用解表剂。

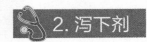

2. 泻下剂

泻下剂以大黄、芒硝、火麻仁、牵牛子、甘遂等药物为主组成，具有通导大便、排除积滞、荡涤实热或攻逐水饮、寒积等作用，主要用以治疗里实证。泻下剂分为寒下、温下、润下、逐水及攻补兼施五类。临床以大便秘结不通、少尿、无尿、胸水、腹水等为辨证要点。适用于便秘、肠梗阻、急性胰腺炎、急性胆囊炎、幽门梗阻、胸腔积液、腹水等见上述症状者。

✚ 寒下剂

适用于里热与积滞互结之实证。症见大便秘结、腹部有满或胀或痛的感觉，或者有潮热、苔黄、脉实等。常用药如青宁片（丸）、当归龙荟丸、大黄通便颗粒等。

✚ 温下剂

适用于因寒成结之里实证。症见大便秘结、脘腹胀满、腹痛喜温、手足较凉、脉沉紧等。常用药如苁蓉通便口服液、芪蓉润肠口服液等。

✚ 润下剂

适用于肠燥津亏、大便秘结证。症见大便干结、小便短赤、舌苔黄燥、脉滑实等。常用药如麻仁润肠丸（软胶囊）、便通片、麻仁滋脾丸等。

✚ 逐水剂

适用于水饮壅盛于里之实证。症见胸胁引痛或水肿腹胀、二便不利、脉实有力等。常用药如舟车丸。

✚ 攻补兼施剂

适用于里实正虚而大便秘结证。症见脘腹胀满、大便秘结并且兼有气血阴津不足表现。常用药如便通胶囊（片）。

注意事项：①泻下剂大都作用峻猛，易于耗损胃气，切勿过量使用；②老年身体虚弱，新产气血亏虚，病后津液损伤等，应攻补兼施，虚实兼顾。

3. 和解剂

和解剂以柴胡、黄芩、青蒿、白芍、半夏等药物为主组成，具有和解少阳、调和肝脾、调和肠胃等作用，主要用以治疗伤寒邪在少阳、胃肠不和、肝脾不和等证。和解剂分为和解少阳、调和肝脾、调和肠胃三类。临床以寒热往来、胸胁满闷、呕吐下利等为辨证要点。适用于疟疾、感冒、各类肝炎、胆囊炎、慢性肠炎、慢性胃炎、胃肠功能紊乱等见上述症状者。

✚ 和解少阳剂

适用于邪在少阳证。症见往来寒热、胸胁苦满、心烦喜呕、不欲饮食，以及口苦、咽干、目眩等。常用药如小柴胡颗粒（片）、大柴胡颗粒等。

✚ 调和肝脾剂

适用于肝脾不和证。症见脘腹胸胁胀痛、神疲食少、月经不调、腹痛泄泻、手足不温等。常用药如加味逍遥丸、四逆散、逍遥丸等。

✚ 调和肠胃剂

适用于肠胃不和证。症见心下痞满、恶心呕吐、脘腹胀痛、肠鸣下利等。常用药如半夏泻心汤、荆花胃康胶囊等。

注意事项： ①和解剂以祛邪作用为主，纯虚患者不宜用；②临证使用要辨清表里、上下、气血以及寒热虚实的多少选用中成药，要遵从医嘱，忌私自用药。

🩺 4. 清热剂

清热剂以金银花、连翘、板蓝根、大青叶、黄芩、黄连、黄柏、栀子、丹皮、桑白皮、紫草等药物为主组成，具有清热泻火、凉血解毒及滋阴透热等作用，主要用以治疗里热证。清热剂分为清热泻火、清营凉血、清热解毒、清脏腑热、清虚热、气血两清等六类。临床以发热、舌红苔黄、脉数等为辨证要点。适用于各种感染性与非感染炎症性疾病如流感、流行性乙型脑炎、流行性脑脊髓膜炎、牙龈炎、急性扁桃体炎、流行性腮腺炎、各类肺炎、肝炎、胃肠炎、败血症、流行性出血热等见上述症状者。

✚ 清热泻火剂

适用于热在气分、热盛津伤证。症见身热不恶寒、反恶热、大汗、口渴饮冷、舌红苔黄、脉数有力等。常用药如三黄片、黄连上清丸（颗粒、片、胶囊）、牛黄清胃丸等。

✚ 清营凉血剂

适用于邪热传营，或热入血分证。症见身热夜甚、神烦少寐、时有谵语，或斑疹隐隐、发斑、出血、昏狂、舌绛、脉数等。常用药如石龙清血颗粒、五福化毒丸、新雪丸（颗粒、胶囊、片）。

清热解毒剂

适用于火热毒邪引起的各类病证。症见口舌生疮、咽喉肿痛、便秘溲赤或大热渴饮、谵语神昏、吐衄发斑、舌绛唇焦；或头面肿痛、痈疡疔疮、舌苔黄燥及外科的热毒痈疡等。常用药如西黄丸（胶囊）、双黄连合剂（颗粒、胶囊、片）、银黄颗粒（片）、板蓝根颗粒、牛黄解毒片、连翘败毒丸（膏、片）、如意金黄散等。

清脏腑热剂

适用于火热邪毒引起的脏腑火热证。心经热盛症见心烦、口舌生疮或小便涩痛、舌红脉数；肝胆火旺症见头痛、目赤、胁痛、口苦、舌红苔黄、脉弦数有力；肺热症见咳嗽气喘、发热、舌红苔黄、脉细数；热蕴脾胃症见牙龈肿痛、溃烂、口臭、便秘、舌红苔黄、脉滑数；湿热蕴结肠腑可见腹痛腹泻、脓血便、里急后重、舌苔黄腻、脉弦数。常用药如牛黄清心丸、龙胆泻肝丸、护肝片（颗粒、胶囊）、茵栀黄颗粒（口服液）等。

清虚热剂

适用于阴虚内热证。症见夜热早凉、舌红少苔，或骨蒸潮热，或久热不退之虚热证。常用药如知柏地黄丸。

气血两清剂

适用于疫毒或热毒所致的气血两燔证。症见大热烦渴、吐衄、发斑、神昏谵语等。常用药如清瘟解毒丸（片）。

注意事项： ①中病即止，不宜久服；②注意辨别热证的部位；③辨别热证真假、虚实；④对于平素阳气不足，脾胃虚弱者，可配伍醒脾和胃之品；⑤如服药呕吐者，可采用凉药热服法。

5. 祛暑剂

祛暑剂以藿香、佩兰、香薷、鲜银花、鲜扁豆花、鲜荷叶、西瓜翠衣等药物为主组成，具有祛除暑邪的作用，主要用以治疗暑病。祛暑剂分为祛暑清热、祛暑解表、祛暑利湿和清暑益气四类。临床以身热、面赤、心烦、小便短赤、舌红脉数或洪大为辨证要点。适用于胃肠型感冒、急性胃肠炎、小儿腹泻等见上述症状者。

✚ 祛暑清热剂

适用于夏月感受暑热证。症见身热心烦、汗多口渴等。常用药如甘露消毒丸。

✚ 祛暑解表剂

适用于暑气内伏，兼外感风寒证。症见恶寒发热、无汗头痛、心烦口渴等。常用药如藿香正气水（丸、胶囊）、保济丸等。

✚ 祛暑利湿剂

适用于感冒挟湿证。症见身热烦渴、胸脘痞闷、小便不利等。常用药如十滴水。

✚ 清暑益气剂

适用于暑热伤气，津液受灼证。症见身热烦渴、倦怠少气、汗多脉虚等。常用药如清暑益气丸。

注意事项：①暑多挟湿，祛暑剂中多配伍祛湿之品，但不能过于温燥，以免伤耗气津；②忌生冷、油腻饮食。

6. 温里剂

温里剂以制附子、干姜、肉桂、吴茱萸、小茴香、高良姜等药物为主组成，具有温里助阳、散寒通脉等作用，主要用以治疗里寒证。温里剂分为温中祛寒、回阳救逆、温经散寒三类。临床以畏寒肢凉、喜温蜷卧、面色苍白、口淡不渴、小便清长、脉沉迟或缓为辨证要点。适用于慢性胃炎、胃及十二指肠溃疡、胃肠痉挛、末梢循环障碍、血栓闭塞性脉管炎、风湿性关节炎等见上述症状者。

✚ 温中祛寒剂

适用于中焦虚寒证。症见脘腹疼痛、呕恶下利、不思饮食、肢体倦怠、手足不温、口淡不渴、舌苔白滑、脉沉细或沉迟等。常用药如附子理中丸（片）、黄芪建中丸。

✚ 回阳救逆剂

适用于阳气衰微，阴寒内盛，甚至阴盛格阳或戴阳的危重病证。症见四肢厥逆、恶寒蜷卧、呕吐腹痛、下利清谷、精神委靡、脉沉细或沉微等。常用药如参附注射液。

✚ 温经散寒剂

适用于寒凝经脉证。症见手足厥寒，或肢体疼痛，或发阴疽等。常用药如小金丸、代温灸膏。

注意事项：①凡实热证、素体阴虚内热、失血伤阴者不宜用；②孕妇及气候炎热时慎用。

7. 表里双解剂

表里双解剂以解表药与治里药为主组成，具有表里双解作用，主要用以治疗表里同病。表里双解剂分为解表攻里、解表清里、解表温里三类。临床以表寒里热、表热里寒、表实里虚、表虚里实以及表里俱寒、表里俱热、表里俱虚、表里俱实等表现为辨证要点。适用于急性胰腺炎、急性胆囊炎、胆石症、胃及十二指肠溃疡、肥胖症、习惯性便秘、痔疮、痢疾、胃肠型感冒、急性肾炎等有表里同病表现者。

✚ 解表攻里剂

适用于外有表邪，里有实积者。既有表寒或表热的症状，又有里实表现。常用药如防风通圣丸（颗粒）。

✚ 解表清里剂

适用于表证未解，里热已炽者。既有表寒或表热的症状，又见里热表现。常用药如葛根芩连丸。

✚ 解表温里剂

适用于外有表证，里有寒象者。临床兼见表寒与里寒的症状。常用药如小青龙胶囊（合剂、颗粒、糖浆）、五积散。

注意事项： ① 必须具备既有表证，又有里证者，方可应用；② 辨别表证与里证的寒、热、虚、实，然后针对病情选择适当的方剂；③ 分清表证与里证的轻重主次。

8. 补益剂

补益剂以人参、黄芪、黄精、玉竹、当归、熟地、女贞子、鹿茸、肉苁蓉等药物为主组成，具有补养人体气、血、阴、阳等作用，主要用以治疗各种虚证。补益剂分为补气、补血、气血双补、补阴、补阳、阴阳双补六类，临床以气、血、阴、阳虚损不足的诸症表现为辨证要点。适用于慢性心力衰竭、贫血、衰老、退行性病变、内分泌与代谢性疾病出现气血阴阳虚损表现者。

✚ 补气剂

适用于脾肺气虚证。症见肢体倦怠乏力、少气懒言、语声低微、动则气促、面色萎黄、食少便溏、舌淡苔白、脉弱或虚大，甚或虚热自汗，或脱肛、子宫脱垂等。

常用药如参苓白术散（丸、颗粒）、补中益气丸（颗粒）。

✚ 补血剂

适用于血虚证。症见面色无华、头晕、眼花、心悸失眠、唇甲色淡、妇女经水愆期、量少色淡、脉细数或细涩、舌质淡红、苔滑少津等。常用药如归脾丸（合剂）、当归补血丸。

✚ 气血双补剂

适用于气血两虚证。症见面色无华、头晕目眩、心悸气短、肢体倦怠、舌质淡、苔薄白、脉虚细等。常用药如八珍益母丸（胶囊）、乌鸡白凤丸（胶囊、片）、人参养荣丸。

✚ 补阴剂

适用于阴虚证。症见肢体羸瘦、头晕耳鸣、潮热颧红、五心烦热、口燥咽干、虚烦不眠、大便干燥、小便短黄，甚则骨蒸盗汗、呛咳无痰、梦遗滑精、腰酸背痛、脉沉细数、舌红少苔、少津等。常用药如六味地黄丸、杞菊地黄丸（胶囊、片）、生脉饮（颗粒、胶囊、注射液）、百合固金丸。

✚ 补阳剂

适用于阳虚证。症见腰膝酸痛、四肢不温、酸软无力、少腹拘急冷痛、小便不利，或小便频数、阳痿早泄、肢体羸瘦、消渴、脉沉细或尺脉沉伏等。常用药如金匮肾气丸（片）、四神丸（片）。

✚ 阴阳双补

适用于阴阳两虚证。症见头晕目眩、腰膝酸软、阳痿遗精、畏寒肢冷、午后潮热等。常用药如补肾益脑片。

注意事项： ①辨治虚证，应辨别真假；②体质强壮者不宜补，邪气盛者慎用；③脾胃素虚宜先调理脾胃，或在补益方中佐以健脾和胃、理气消导的中成药；④服药时间以空腹或饭前为佳。

9. 安神剂

安神剂以磁石、龙齿、珍珠母、远志、酸枣仁、柏子仁等药物为主组成，具有安定神志作用，主要用以治疗各种神志不安病证。安神剂分为重镇安神和滋养安神两类。临床以失眠、心悸、烦躁、惊狂等为辨证要点。适用于失眠、神经官能症、甲状腺机能亢进症、高血压、心律失常等出现上述症状者。

➕ 重镇安神剂

适用于心阳偏亢证。症见烦乱、失眠、惊悸、怔忡等。常用药如磁朱丸、朱砂安神丸。

➕ 滋养安神剂

适用于阴血不足，心神失养证。症见虚烦少寐、心悸盗汗、梦遗健忘、舌红苔少等。常用药如天王补心丸（片）、养血安神丸、柏子养心丸（片）。

注意事项： ①重镇安神类多由金石类药物组成，不宜久服，以免有碍脾胃运化；②素体脾胃不健，服用安神剂时可配合补脾和胃的中成药。

10. 开窍剂

开窍剂以麝香、冰片、石菖蒲等芳香药物为主组成，具有开窍醒神等作用，主要用以治疗神昏窍闭（神志障碍）、心痛彻背诸证。开窍剂分为凉开（清热开窍）和温开（芳香开窍）两类。临床以神志障碍、情志异常为辨证要点。适用于急性脑血管病、流行性乙型脑炎、流行性脑脊髓膜炎、尿毒症、肝昏迷、癫痫、冠心病心绞痛、心肌梗死等见上述症状者。

➕ 凉开（清热开窍）剂

适用于温邪热毒内陷心包的热闭证。症见高热、神昏谵语、甚或痉厥等。常用药如安宫牛黄丸、清开灵注射液（胶囊、片、颗粒）、安脑丸、局方至宝丸。

➕ 温开（芳香开窍）剂

适用于中风、中寒、痰厥等属于寒闭证。症见突然昏倒、牙关紧闭、神昏不语、苔白脉迟等。常用药如苏合香丸、十香返生丸。

注意事项： ①神昏有闭与脱之分，闭证可用本类药物治疗，脱证不宜使用；②应与祛邪药同用；③孕妇慎用或忌用；④久服易伤元气，故临床多用于急救，中病即止。

11. 固涩剂

固涩剂以麻黄根、浮小麦、五味子、五倍子、肉豆蔻、桑螵蛸、金樱子、煅龙骨、煅牡蛎等药物为主组成，具有收敛固涩作用，主要用以治疗气、血、精、津耗散滑脱之证。固涩剂分为固表止汗、敛肺止咳、涩肠固脱、涩精止遗、固崩止带五类。

临床以自汗、盗汗、久咳、久泻、遗精、滑泄、小便失禁、崩漏、带下等为辨证要点。适用于肺结核病、自主神经功能失调、小儿遗尿、神经性尿频、神经衰弱、功能性子宫出血、产后出血过多、慢性咳嗽等见上述症状者。

✚ 固表止汗剂

适用于体虚卫外不固，阴液不能内守证。症见自汗、盗汗。常用药如玉屏风颗粒。

✚ 敛肺止咳剂

适用于久咳肺虚，气阴耗伤证。症见咳嗽、气喘、自汗、脉虚数等。常用药如固本咳喘片。

✚ 涩肠固脱剂

适用于泻痢日久不止，脾肾虚寒，以致大便滑脱不禁证。症见久泻久痢或五更泄泻、完谷不化、形寒肢冷、腰膝冷痛等。常用药如固肠止泻丸。

✚ 涩精止遗剂

适用于肾气不足，膀胱失约证或肾虚封藏失职，精关不固证。症见遗精滑泄或尿频遗精等。常用药如缩泉丸（胶囊）、金锁固精丸。

✚ 固崩止带剂

适用于妇女崩中漏下，或带下日久不止等证。症见月经过多、漏下不止或带下量多不止等。常用药如千金止带丸。

注意事项：固涩剂为正虚无邪者设，故凡外邪未去，不宜使用。误用固涩剂，可致"闭门留寇"之弊。

12. 理气剂

理气剂以枳实、陈皮、厚朴、沉香、乌药等药物为主组成，具有行气或降气作用，主要用以治疗气滞或气逆病证。理气剂分为行气剂和降气剂。临床以脘腹胀痛、嗳气吞酸、恶心呕吐、大便不畅、胸胁胀痛、游走不定、情绪抑郁、月经不调或喘咳为辨证要点。适用于抑郁症、更年期综合征、肠胃功能紊乱、慢性肝炎、慢性结肠炎、慢性胃炎、慢性胆囊炎等见上述症状者。

✚ 行气剂

适用于气机郁滞证。行气剂可分为理气疏肝、疏肝散结、理气和中、理气止痛等。气滞证可见脘腹胀满、嗳气吞酸、呕恶食少、大便失常或胸胁胀痛，或疝气痛，或月经不调，或痛经。常用药如丹栀逍遥丸、逍遥丸（颗粒）、胃苏颗粒、元胡止痛片（颗粒、胶囊、滴丸）、三九胃泰颗粒、气滞胃痛颗粒（片）、妇科十味片。

⊕ 降气剂

适用于气机上逆之证。症见咳喘、呕吐、嗳气、呃逆等。常用药如苏子降气丸。

注意事项：①理气药物大多辛温香燥，易于耗气伤津，助热生火，当中病即止，慎勿过剂；②年老体弱、阴虚火旺、孕妇或素有崩漏吐衄者应慎用。

13. 理血剂

理血剂以桃仁、红花、川芎、赤芍、三棱、莪术、乳香、没药、三七、水蛭、虻虫、苏木、大小蓟、花蕊石、血余炭、藕节等药物为主组成，具有活血祛瘀或止血作用，主要用以治疗各类瘀血或出血病证。理血剂分为活血祛瘀与止血两类。临床以刺痛有定处、舌紫暗、瘀斑瘀点、痛经、闭经、病理性肿块，及各种出血病症（吐血、衄血、咳血、尿血、便血、崩漏及外伤）为辨证要点。适用于各类骨折、软组织损伤、疼痛、缺血性疾病（冠心病、缺血性脑血管病）、血管性疾病、血液病、风湿病、肿瘤等有瘀血表现及各类出血性疾病如外伤出血、月经过多、血小板减少性紫癜等见上述表现者。

⊕ 活血剂

活血剂又可分为活血化瘀、益气活血、温经活血、养血活血、凉血散瘀、化瘀消癥、散瘀止血、接筋续骨等。适用于各种蓄血及瘀血阻滞跌打损伤病证。症见刺痛有定处、舌紫暗、舌上有青紫斑或紫点、腹中或其他部位有肿块、疼痛拒按、按之坚硬、固定不移等。常用药如丹参注射液、麝香保心丸、复方丹参片（胶囊、颗粒、滴丸）、血府逐瘀丸（胶囊）、冠心苏合丸（胶囊、软胶囊）、速效救心丸、地奥心血康胶囊、通心络胶囊、益母草膏（颗粒、片、胶囊）、接骨七厘散、伤科接骨片、云南白药（胶囊、膏、酊、气雾剂）、活血止痛散（胶囊）、舒筋活血丸（片）、颈舒颗粒、狗皮膏。

⊕ 止血剂

适用于血溢脉外的出血证。症见吐血、衄血、咳血、便血、尿血、崩漏等。常用药如槐角丸、三七胶囊（片）。

注意事项：①妇女经期、月经过多及孕妇均当慎用或禁用活血祛瘀剂；②逐瘀过猛或久用逐瘀，均易耗血伤正，只能暂用，不能久服，中病即止。

14. 治风剂

治风剂以川芎、防风、羌活、荆芥、白芷及羚羊角、钩藤、石决明、天麻、鳖甲、龟板、牡蛎等药物为主组成,具有疏散外风或平熄内风等作用,主要用于治疗风病。治风剂分为疏散外风和平熄内风两类。临床以头痛、口眼㖞斜、肢体痉挛、眩晕头痛、猝然昏倒、半身不遂或高热、抽搐、痉厥等为辨证要点。适用于偏头痛、面神经麻痹、破伤风、急性脑血管病、高血压脑病、妊娠高血压、癫痫发作、震颤麻痹、小儿高热惊厥、流行性乙型脑炎、流行性脑脊髓膜炎等见上述症状者。

✚ 疏散外风剂

适用于外风所致病证。症见头痛、恶风、肌肤瘙痒、肢体麻木、筋骨挛痛、关节屈伸不利,或口眼㖞斜,甚则角弓反张等。常用药如川芎茶调丸(散、颗粒、片)、疏风活络丸。

✚ 平熄内风剂

适用于内风证。症见眩晕、震颤、四肢抽搐、语言謇涩、足废不用、甚或猝然昏倒、不省人事、口角歪斜、半身不遂等。常用药如天麻钩藤颗粒、松龄血脉康胶囊、华佗再造丸。

注意事项:①应注意区别内风与外风;②疏散外风剂多辛香走窜,易伤阴液,助阳热,故阴津不足或阴虚阳亢者应慎用。

15. 治燥剂

治燥剂以桑叶、杏仁、沙参、麦冬、生地、熟地、玄参等药物为主组成,具有轻宣外燥或滋阴润燥等作用,主要用于治疗燥证。治燥剂分为轻宣外燥剂与滋阴润燥剂。临床以干咳少痰、口渴、鼻燥、消渴、便秘、舌红为辨证要点。适用于临床可用于治疗上呼吸道感染、慢性支气管炎、肺气肿、百日咳、肺炎、支气管扩张、肺癌、习惯性便秘、糖尿病、干燥综合征、肺结核、慢性萎缩性胃炎等见上述症状者。

✚ 轻宣外燥剂

适用于外感凉燥或温燥证。凉燥证症见头痛恶寒、咳嗽痰稀、鼻塞咽干、舌苔薄白;温燥证症见头痛身热、干咳少痰、或气逆而喘、口渴鼻燥、舌边尖红、苔薄白而燥。常用药如杏苏止咳糖浆(颗粒)。

滋阴润燥剂

适用于脏腑津伤液耗的内燥证。燥在上者，症见干咳、少痰、咽燥、咯血；燥在中者，症见肌肉消瘦、干呕食少；燥在下者，症见消渴或津枯便秘等。常用药如养阴清肺口服液（膏、丸、糖浆）、蜜炼川贝枇杷膏。

注意事项：①首先应分清外燥和内燥，外燥又须分清温燥与凉燥；②甘凉滋润药物易助湿滞气，脾虚便溏或素体湿盛者忌用。

16. 祛湿剂

祛湿剂以羌活、独活、秦艽、防风、防己、桑枝及茯苓、泽泻、猪苓等药物为主组成，具有化湿利水、通淋泄浊作用，主要用于治疗水湿病证。祛湿剂分为化湿和胃、清热祛湿、利水渗湿、温化水湿、祛湿化浊、祛风胜湿剂六类。临床以肢体麻木、关节疼痛、关节肿胀、腰膝疼痛、屈伸不利及小便不利、无尿、水肿、腹泻等为辨证要点。适用于各类风湿病、各类骨关节炎、骨质增生及急性肾炎、慢性肾炎、肝硬化腹水、泌尿系感染、前列腺炎、前列腺增生、产后小便困难等见上述症状者。

化湿和胃剂

化湿和胃剂又称燥湿和中。适用于湿浊内阻，脾胃失和证。症见脘腹痞满、嗳气吞酸、呕吐泄泻、食少体倦等。常用药如香砂平胃散（颗粒、丸）、枳术丸。

清热祛湿剂

适用于湿热外感，或湿热内盛，以及湿热下注证。症见身目发黄、小便短赤，或霍乱吐泻、下利脓血便或大便臭秽、小便混浊，或关节红肿酸痛等。常用药如消炎利胆片（颗粒、胶囊）、妇科千金片、八正颗粒。

利水渗湿剂

适用于水湿壅盛证。症见小便不利、水肿、腹水、泄泻等。常用药如五苓散（胶囊、片）。

温化水湿剂

适用于阳虚不能化水和湿从寒化证。症见痰饮、水肿、小便不利、泻痢不止、形寒肢冷等。常用药如萆薢分清丸、肾炎康复片。

✚ 祛湿化浊剂

适用于湿浊不化所致的白浊、妇女带下等证。症见小便混浊、淋漓涩痛，或带下色白、质稠、状如凝乳或豆腐渣状，气味酸臭、舌苔厚腻、脉滑等。常用药如血脂康胶囊、白带丸。

✚ 祛风胜湿剂

适用于风湿痹阻经络证。症见肢体、肌肉、关节疼痛、酸楚、麻木、沉重以及关节肿大、变形、屈伸不利等。常用药如独活寄生丸。

注意事项： 祛湿剂多由芳香温燥或甘淡渗利之药组成，多辛燥，易于耗伤阴津，对素体阴虚津亏，病后体弱，以及孕妇等均应慎用。

17. 祛痰剂

祛痰剂以半夏、贝母、南星、瓜蒌、竹茹、前胡、桔梗、海藻、昆布等药物为主组成，具有消除痰涎作用，主要用以治疗各种痰病。祛痰剂分为燥湿化痰、清热化痰、润燥化痰、温化寒痰和化痰熄风等五类。临床以咳嗽、喘促、头疼、眩晕、呕吐等为辨证要点。适用于慢性支气管炎、肺气肿、支气管哮喘、神经性呕吐、神经官能症、消化性溃疡、更年期综合征、癫痫、中风、冠心病、肺炎、高血压病、眩晕等见上述症状者。

✚ 燥湿化痰剂

适用于湿痰证。症见咳吐大量稠痰、痰滑易咳、胸脘痞闷、恶心呕吐、眩晕、肢体困重、食少口腻、舌苔白腻或白滑、脉缓或滑等。常用药如二陈丸、祛痰止咳颗粒等。

✚ 清热化痰剂

适用于痰热证。症见咳吐黄痰、咯吐不利、舌红苔黄腻、脉滑数。常用药如祛痰灵口服液、止咳橘红丸（颗粒、胶囊、片）、黄氏响声丸等。

✚ 润燥化痰剂

适用于燥痰证。症见咳嗽甚或呛咳、咯痰不爽，或痰黏成块，或痰中带血、胸闷胸痛、口鼻干燥、舌干少津、苔干、脉涩等。常用药如养阴清肺丸（膏、糖浆）、蜜炼川贝枇杷膏等。

✚ 温化寒痰

适用于寒痰证。症见咳吐白痰、胸闷脘痞、气喘哮鸣、畏寒肢冷、舌苔白腻、脉弦滑或弦紧。常用药如通宣理肺丸（颗粒、胶囊、片）。

✚ 化痰熄风

适用于内风挟痰证。症见眩晕头痛，或发癫痫，甚则昏厥、不省人事、舌苔白腻、脉弦滑等。常用药如半夏天麻丸。

注意事项： ①辨别痰病的性质，分清寒热燥湿；②有咳血倾向者，不宜使用燥热之剂，以免引起大量出血；③表邪未解或痰多者，慎用滋润之品，以防壅滞留邪，病久不愈；④辨明生痰之源，重视循因治本。

18. 止咳平喘剂

止咳平喘剂以杏仁、苏子、枇杷叶、紫菀、百部、款冬花、桑白皮、葶苈子等药物为主组成，具有止咳平喘等作用，主要用以治疗各种痰、咳、喘证。临床以咳嗽、咯痰、哮喘、胸闷、憋气等为辨证要点。根据配伍不同又可分为清肺止咳、温肺止咳、补肺止咳、化痰止咳、温肺平喘、清肺平喘、补肺平喘、纳气平喘等。适用于急性支气管炎、支气管哮喘、慢性阻塞性肺病、肺源性心脏病、胸膜炎、肺炎、小儿喘息性支气管炎、上呼吸道感染等见上述症状者。常用药如蛤蚧定喘丸、固本咳喘片。

注意事项： 外感咳嗽初起，不宜单用收涩止咳剂，以防留邪。

19. 消导化积剂

消导化积剂以山楂、神曲、谷麦芽、鸡内金、莱菔子等药物为主组成，具有消食健脾或化积导滞作用，主要用以治疗食积停滞证。消导化积剂分为消食化积剂和健脾消食剂两类。临床以脘腹胀闷、嗳腐吞酸、厌食呕恶、腹胀、腹痛或泄泻、舌苔腻等为辨证要点。适用于消化不良、小儿厌食症、胃肠炎、胆囊炎、细菌性痢疾等见上述症状者。

✚ 消食化积剂

适用于食积内停之证。症见胸脘痞闷、嗳腐吞酸、恶食呕逆、腹痛泄泻等。常用药如保和丸（颗粒、片）、枳实导滞丸。

✚ 健脾消食剂

适用于脾胃虚弱，食积内停之证。症见脘腹痞满、不思饮食、面黄体瘦、倦怠乏力、大便溏薄等。常用药如健脾丸、健儿消食口服液。

注意事项：①使用人参类补益药时，不宜配伍使用含莱菔子的中成药；②食积内停，易使气机阻滞，气机阻滞又可导致积滞不化，宜配伍具有理气作用的药物，使气行而积消；③消导剂虽较泻下剂缓和，但总属攻伐之剂，不宜久服，纯虚无实者禁用。

20. 杀虫剂

杀虫剂以苦楝根皮、雷丸、槟榔、使君子、南瓜子等药物为主组成，具有驱虫或杀虫作用，主要用以治疗人体消化道寄生虫病。临床以脐腹作痛、时发时止、痛定能食、面色萎黄，或面白唇红，或面生干癣样的白色虫斑，或胃中嘈杂、呕吐清水、舌苔剥落、脉象乍大乍小等为主要表现。适用于驱杀寄生在人体消化道内的蛔虫、蛲虫、绦虫、钩虫等。常用药如乌梅丸。

注意事项：①宜空腹服，尤以临睡前服用为妥，忌油腻香甜食物；②有时需要适当配伍泻下药物，以助虫体排出；③驱虫药多有攻伐作用或有毒之品，故要注意掌握剂量，且不宜连续服用，以免中毒或伤正；④年老、体弱、孕妇等慎用或禁用；⑤服驱虫剂之后见脾胃虚弱者，适当调补脾胃以善其后。

需要说明的是，尽管中成药可以按功效进行分类，但在具体应用时不应拘泥，应根据中医理论及病情灵活运用。

中成药的应用

"安全、有效、经济、适当"，是合理应用中成药的基本要求。合理应用中成药，既要掌握一般原则，又要熟悉不同药物的性能特点，还要注意使用方法。

1. 应用原则

➕ 必须辨证用药

中成药是在中医理论指导下加工制作而成的，必须在中医理论指导下应用。使用者应依据中医理论，辨认、分析疾病的证候，针对证候确定具体的治则治法，然后依据治则治法，选用适宜的中成药。无论针对中医疾病还是西医疾病，均应加以中医辨证，根据辨证选用相应的中成药。或将中医辨病与辨证相结合，或将西医辨病与中医辨证相结合，但不能仅根据西医诊断选用中成药。

➕ 选择适宜剂型

应根据患者的病证、体质特点、病情轻重缓急及各种剂型的特点，选择适宜的剂型。

➕ 确定恰当剂量

凡有明确使用剂量规定的中成药，应慎重超剂量使用。凡有使用剂量范围的中成药，应先取偏小值。老年人、儿童应酌情减量。

➕ 优选给药途径

能口服给药的，不采用注射给药；能肌肉注射给药的，不选用静脉注射或滴注给药。

2. 相关因素

中成药的历史悠久，应用广泛，大量研究和临床实践表明，在合理使用的情况下，中成药的安全性是较高的。为了提高中成药疗效，避免产生不良反应，在使用过程中应充分了解影响中成药疗效的各种因素。

➕ 药物因素

➕ **药材质量**：药物的品种、产地、采收时节等都可能会影响药材的质量，从而影响中成药临床使用的疗效。因此，制作中成药应尽可能选用道地药材。道地药材是指在特定自然条件、生态环境的地域内所产的药材，因药材的生产较为集中，栽培技术、采收和加工方法也都有一定的讲究，以致较同种药材在其他地区所产的药材品质佳、疗效好。如甘肃的当归，宁夏的枸杞子，四川的黄连、附子，内蒙古的甘草，吉林的人参，山西的黄芪、党参，河南怀庆的牛膝、地黄、山药、菊花，江苏的苍术，云南的茯苓、三七等。

➕ **加工炮制**：中药炮制的辅料、方法、时间等都会影响炮制后中药的疗效，从而影响中成药临床使用的疗效。

➕ **制备工艺**：中成药的制备工艺如浸提、分离、精制、浓缩、干燥、除菌等都会影响中药中有效成分的提取，进一步影响中成药的临床疗效。

➕ **药用辅料**：优质的辅料不仅有助于制剂操作及成品外观质量，更有利于药剂中有效成分在体内吸收、分布和消除的动态过程，从而提高临床疗效。反之，则可能影响药物的临床疗效。

➕ **剂型**：中成药的剂型不同，对药物的吸收、分布和释放都会有很大的影响。

📷➕ 使用因素

➕ **辨证施治**：辨病辨证结合用药既可发挥病症结合、优势互补的作用，突出中医药治病特点，又能使药效得到完全发挥。

➕ **剂量及疗程**：中药治病贵在适中，过多过少都不可取，少则不能发挥药物的功效，多则增加了药物的毒副作用。且临床应用过程中中成药的用量还要根据患者的年龄、体质、病程、发病时节等综合考虑。

➕ **饮食**：在服用中成药时，须忌食某些食物，一般中成药在服药期间往往要忌食生冷、油腻、腥臭及难消化的食物。另外还有一些中成药有特殊的要求，如服用含人参的中成药不宜吃萝卜，脾胃功能差的人忌食一些膏滋类的中成药。

➕ **给药方式**：给药途径、给药时间及给药速度都会影响中成药的临床疗效。不同的给药途径吸收速度一般如下：静脉＞吸入＞皮下＞直肠或口腔＞口服＞皮肤。常用口服剂型的吸收速度一般为溶液剂＞混悬剂＞胶囊剂＞片剂＞丸剂＞包衣片剂。不同类型的中成药的服用时间也应不同，大多数药物宜在饭后服用，尤其是补益药（如人参），健胃药（如补脾益肠丸）和对胃肠刺激性较大的药物（如甘露消毒片）；而驱虫药（如乌梅丸）和泻下药（如大承气汤），则于空腹时服用较好；安神类药物应在睡前服用。不管是在饭前或饭后服药，都应与饮食有半小时至一小时的间隔，以免影响药效。由于患者年龄、体质的不同，输液速度直接影响患者的反应。

⊕ **患者的依从性**：依从性即患者的行为（如使用药物、控制饮食、调整生活习惯及复诊）与治疗或健康建议的一致性。若患者的依从性较强则会提高药物的疗效，反之则降低药物的疗效。

⊕ 机体因素

⊕ **性别**：一般女性对药物的敏感性大于男性，故女性用量宜小；另外女性有月经、妊娠、哺乳等生理过程，对许多药物的反应与一般情况不同，尤其是妊娠期间，某些药物具有损伤胎儿的危害，因此更应慎重。

⊕ **年龄**：儿童因发育尚未完善，故对药物的敏感程度较高，老年人因各种生理功能的衰退，对药物的耐受性弱，故老人和儿童用药应适当减量。

⊕ **体质**：有的患者身体属于特殊性体质，对药物的反应与常人不同，服药时更易产生不良反应，出现的毒性与药物的药理作用和用药剂量无关，完全由患者本身体质所致，如过敏体质人群。

⊕ **生理病理和营养状况**：药物的反应性与患者体质强弱、病情轻重、病程长短及并发病症等密切相关，尤其是肝肾损伤时，可影响药物在肝内代谢和经肾排泄而产生药物不良反应，甚至引起中毒。且人在饥饿、疲劳、体弱的情况下，对毒性药物的敏感度增高。

3. 联合应用

为了提高中成药的疗效，常常采取联合用药的方式，既可中药之间联合应用，也可中西药物联合应用。

⊕ 中成药的联合使用

当病情复杂，一种中成药不能满足病情需要时，可以联合中药汤剂或多种中成药联合运用。应用时要注意以下原则：① 多种中成药的联合应用，应遵循药效互补原则及增效减毒原则。功能相同或基本相同的中成药原则上不宜叠加使用；② 药性峻烈的或含毒性成分的药物应避免重复使用；③ 合并用药时，应避免不同中成药间的药物配伍禁忌（如十八反、十九畏）、避免药物重复后过量。

需要特别注意的是，中药注射剂联合使用应谨慎，并应遵循以下原则：① 两种以上中药注射剂联合使用，应遵循主治功效互补及增效减毒原则，符合中医传统配伍理论的要求，无配伍禁忌；② 应谨慎考虑中药注射剂的间隔时间以及药物相互作用等问题；③ 需同时使用两种或两种以上中药注射剂，严禁混合配伍，应分开使用。除有特殊说明，中药注射剂不宜两个或两个以上品种同时共用一条通道。

✚ 中成药与西药的联合使用

针对具体疾病制定用药方案时，应分别根据中西药物的使用目的确定给药剂量、给药时间、给药途径。在应用时要注意：① 中成药与西药如无明确禁忌，可以联合应用，给药途径相同的，应分开使用；② 应避免副作用相似的中西药联合使用，也应避免有不良相互作用的中西药联合使用。

中西药注射剂联合使用时，还应遵循以下原则：① 谨慎联合使用。如果中西药注射剂确需联合用药，应根据中西医诊断和各自的用药原则选药，充分考虑药物之间的相互作用，尽可能减少联用药物的种数和剂量，根据临床情况及时调整用药；② 中西注射剂联用，尽可能选择不同的给药途径（如脊椎腔注射、穴位注射、静脉注射）。必须同一途径用药时，应将中西药分开使用，谨慎考虑两种注射剂的使用间隔时间以及药物相互作用，严禁混合配伍。

4. 服用方法

中成药组方与剂型相对固定，临证时不便根据病情加减变化，从应用的角度讲，受到一定限制。因此，历代医家在长期应用过程中，非常注重"引药"的使用。如《太平惠民和剂局方》所载的788种中成药，几乎都有引药与服用方法的记述。

引药，也称药引、引子药，是中成药在应用时的辅助物品，通常用来送服药物。恰当地使用引药，能够起到引药物直达病所、照顾兼症、扩大治疗范围、调和药性、降低不良反应等作用。

引药取材广泛，除了常用药以外，一些药食两用之品，尤其是日常生活中的食品多可作引药使用，如酒、盐、糖、姜、葱、米汁、蜂蜜、荷叶等。这些物品方便易得，简便实用，选用恰当，可收画龙点睛之效。

使用引药，既要按照中医理论把握一般原则，又应根据病性、病情灵活变化。通常情况下，服用外感类中成药，多以薄荷、生姜、葱白等为引，以助解表散邪；服用除痹、祛瘀类中成药，多以酒为引，取其通达之性以行药势；服用理血止痛类中成药，多以醋为引以助药效；服用补益类中成药，可根据不同脏腑特点选择引药，如补益脾胃可选米汤，补肾可选淡盐水等。

以下，再简要介绍几味常用引药。

米汤：米汤味甘性平，能保护胃气、健脾补中。常用于送服补气、健脾、养胃、止渴及滋补类中成药，如香连丸、八珍丸、香砂养胃丸、人参养荣丸、十全大补丸等。米汤以小米为上，大米次之。

大枣汤：大枣味甘性平，能补中益气、养血安神、缓和药性。常用于送服补益中气、健脾、安神类中成药，如补中益气丸、归脾丸等。

生姜汤：生姜味辛性温，能散风寒、暖肠胃、止呕吐。常用于送服祛风寒、健脾和胃类中成药，如通宣理肺丸、藿香正气丸、附子理中丸等。

葱白汤：葱白味辛性热，能发汗解表、散寒通阳。常用于送服解表散寒、温经通阳类中成药，如感冒冲剂、九味羌活丸、荆防败毒散等。

白酒：白酒味甘辛性热，能通经活血、驱风散寒。常用于送服活血散寒、通经祛瘀类中成药，如活络丹、再造丸、七厘散、乌鸡白凤丸等。

黄酒：黄酒味甘性温，能通经络、散风寒、行药势。常用于送服活血通经、化瘀散寒类中成药，如活络丹、追风丸、木瓜丸、云南白药等。

红糖：红糖味甘性温，能补血、散寒、祛瘀。常用于送服养血、祛瘀、散寒类中成药，如血府逐瘀丸、香连丸、十全大补丸、益母草膏等。

蜂蜜：蜂蜜味甘性平，能补中缓急、润肺止咳、润肠通便。常用于送服养阴润燥类中成药，如蛤蚧定喘丸、百合固金丸、麻仁丸、润肠丸等。

盐汤：盐味咸性寒，能强筋骨、软坚结、引药入肾。常用于送服滋肾补虚类中成药，如六味地黄丸、七宝美髯丹、大补阴丸、金锁固精丸等。

食醋：食醋味酸性微温，能散瘀止痛、解毒杀虫。常用于送服祛瘀、止痛、杀虫类中成药，如逍遥丸、桂枝茯苓丸、乌梅丸等。

可用于引药的还有很多，从历代医著中可以发现，前人在应用引药方面，给我们留下了很宝贵经验，值得我们学习和借鉴。

此外，在服用中成药时，还应注意服用时间。如补阳药适合清晨服用，发散解表及升阳益气药宜午前服用，泻下药适宜于午后或入夜服用，安神药宜睡前服用。

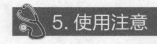
5. 使用注意

✚ 避免不良反应

合理使用中成药包括正确的辨证选药、选择剂型、给药途径、用法用量、使用疗程、禁忌证、合并用药等多个方面，其中任何环节有问题都可能引发药物不良事件。因此，保证用药安全是中成药应用前提。

药物的两重性是药物作用的基本规律之一，中成药也不例外，中成药既能起到防病治病的作用，也可引起不良反应。

中成药使用中出现不良反应的主要原因有：①方药证候不符，如辨证不当、适应证把握不准确；②中药自身所含的毒性成分引起的不良反应；③中药炮制或制备工艺不当引起的毒性反应；④特异性体质对某些药物的不耐受、过敏等；⑤超剂量或超疗程用药，特别是含有毒性中药材的中成药，如朱砂、雄黄、蟾酥、附子、川乌、草乌、北豆根等，过量服用即可引起中毒甚至死亡；⑥不适当的中药或中西药的联合应用。

中成药使用中出现的不良反应有多种类型，临床可见以消化系统症状（恶心、呕吐、口苦、腹痛腹泻等）、皮肤黏膜系统症状（皮疹、瘙痒或皮肤潮红等）、泌尿系统症状（尿少、尿频、蛋白尿等）、神经系统症状（头晕、头痛、烦躁或睡眠不安等）、心血管系统症状（心悸、胸闷、血压下降或升高、心率加快或减慢等）、呼吸系统症状（咳嗽、呼吸困难、胸闷或哮喘等）、血液系统症状（白细胞下降、粒细胞减少或出血等）、精神症状或过敏性休克等为主要表现的不良反应，可表现为其中一种或几种症状。

临床上预防中成药不良反应，要注意以下几个方面：①辨证用药，采用合理的剂量和疗程。尤其是对特殊人群，如婴幼儿、老年人、孕妇以及原有脏器损害功能不全的患者，更应注意用药方案；②加强用药观察及中药不良反应的监测，完善中药不良反应的报告制度；③注意药物过敏史。对有药物过敏史的患者应密切观察其服药后的反应，如有过敏反应，应及时处理，以防止发生严重后果；④注意药物间的相互作用，中、西药并用时尤其要注意避免因药物之间相互作用而可能引起的不良反应；⑤需长期服药的患者要加强安全性指标的监测；⑥使用中药注射剂还应做到：用药前应仔细询问过敏史，对过敏体质者应慎用；严格按照药品说明书规定的功能主治使用，辨证施药，禁止超功能主治用药；中药注射剂应按照药品说明书推荐的剂量、调配要求、给药速度和疗程使用药品，不超剂量、过快滴注和长期连续用药；中药注射剂应单独使用，严禁混合配伍，谨慎联合用药。对长期使用的中药，在每疗程间要有一定的时间间隔；加强用药监护。用药过程中应密切观察用药反应，发现异常，立即停药，必要时采取积极救治措施；尤其对老人、儿童、肝肾功能异常等特殊人群和初次使用中药注射剂的患者应慎重使用，加强监测。

孕妇使用中成药的注意事项

⊕ 妊娠期妇女必须用药时，应选择对胎儿无损害的中成药。

⊕ 妊娠期妇女使用中成药，尽量采取口服途径给药，应慎重使用中药注射剂；应尽量缩短妊娠期妇女用药疗程，及时减量或停药。

⊕ 可能导致妊娠期妇女流产或对胎儿有致畸作用的中成药，为妊娠禁忌。此类药物多为含有毒性较强或药性猛烈的药物组份，如砒霜、雄黄、轻粉、斑蝥、蟾酥、麝香、马钱子、乌头、附子、土鳖虫、水蛭、虻虫、三棱、莪术、商陆、甘遂、大戟、芫花、牵牛子、巴豆等。

⊕ 可能会导致妊娠期妇女流产等副作用，属于妊娠慎用药物。这类药物多数含有通经祛瘀类的桃仁、红花、牛膝、蒲黄、五灵脂、穿山甲、王不留行、凌霄花、虎杖、卷柏、三七等，行气破滞类的枳实、大黄、芒硝、番泻叶、郁李仁等，辛热燥烈类的干姜、肉桂等，滑利通窍类的冬葵子、瞿麦、木通、漏芦等。

儿童使用中成药的注意事项

⊕ 儿童使用中成药应注意生理特殊性，根据不同年龄阶段儿童生理特点，选择恰当的药物和用药方法，儿童中成药用药剂量，必须兼顾有效性和安全性。

⊕ 宜优先选用儿童专用中成药，儿童专用中成药一般情况下说明书都列有与儿童年龄或体重相应的用药剂量，应根据推荐剂量选择相应药量。

⊕ 非儿童专用中成药应结合具体病情，在保证有效性和安全性的前提下，根据儿童年龄与体重选择相应药量。一般情况3岁以内服1/4成人量，3～5岁的可服1/3成人量，5～10岁的可服1/2成人量，10岁以上与成人量相差不大即可。

⊕ 含有较大毒副作用成分的中成药，或者含有对小儿有特殊毒副作用成分的中成药，应充分衡量其风险和（或）收益，除没有其他治疗药物或方法而必须使用外，其他情况下不应使用。

⊕ 儿童患者使用中成药的种类不宜多，应尽量采取口服或外用途径给药，慎重使用中药注射剂。

➕ 根据治疗效果，应尽量缩短儿童用药疗程，及时减量或停药。

⊕ 老人使用中成药的注意事项

➕ 正确掌握用法用量，确保安全用药，对于一些含有毒性或药性猛烈的药物，勿剂量过大，药力过猛。

➕ 由于老年患者发生的不良反应高于普通成年人，而且其不良反应的表现又往往不典型，容易延误治疗，所以应高度重视中成药的不良反应。

➕ 由于老年患者疾病较为复杂，中成药与西药联合应用要适当，应密切注意各种药物间的相互影响，选用药品的种类宜少不宜多。

中成药的管理

中成药的生产与应用涉及原材料、加工、流通、储存等多个环节，了解管理方面的相关知识，对于保障用药安全、提高临床疗效、避免浪费等都有一定意义。

1. 生产许可

中成药的生产必须经过国家相关部门的批准，应获得"国药准字"批文。

"国药准字"是药品生产单位在生产新药前，经国家食品药品监督管理总局严格审批后，取得的药品生产批准文号，相当于人的身份证。其格式为：国药准字 +1 位字母 +8 位数字，其中化学药品使用的字母为"H"，中药使用的字母为"Z"等。只有获得此批准文号，药品才可以生产和销售。

⊕ "国药"的来历

由于历史原因，以前省级药品主管部门有权对药品进行审批，一些药品使用的是地方批准文号，如"京卫药准字"、"沪卫药准字"等。这些药品都是根据各省、直辖市的地方药品标准审批的，不利于国家对药品的统一管理。

为了保证临床用药安全，1999 年以后，国家将过去的地方药品标准提升为国家药品标准，对"X(省)卫药准字"的药品进行清理整顿，凡符合国家标准的药品核发"国药准字"的批准文号，对不符合国家标准的药品予以淘汰，同时将新药审批的权限划归为国家食品药品监督管理局。

⊕ 相关法规

在现行《药品管理法》中规定，生产药品"需要经过国务院药品监督管理部门批准，并发给药品批准文号"。所以，现在如果我们在市场上发现"X 卫药准字"等非"国药准字"批准文号的药品，因为已经过了国家药监局规定的有效期，均可视为假药。百姓们在买药时，一定要仔细看好批准文号。无批准文号，或批准文号有问题的药品，不要购买，以免买到假药。

⊕ 批文格式

药品批准文号格式为"国药准(试)字 + 字母 +8 位数字"。其中"药"代表是药品，这是最基本性质(与保健食品和医疗器械的区别)，"准"字代表国家批准生产的药品，

"试"代表国家批准试生产的药品。

字母包括 H、Z、S、B、T、F、J，分别代表药品不同类别：

H 代表化学药品

Z 代表中成药

S 代表生物制品

B 代表保健药品

T 代表体外化学诊断试剂

F 代表药用辅料

J 代表进口分包装药品

药店里常见的传统中成药，无论提取工艺如何，也无论有无毒副作用，都属"国药准字 Z"或"国药准字 B"，为具有治疗及保健作用的药品。无论是中药还是西药，如果临床证明没有毒副作用，皆可申请"国药准字 B"的批号，由于西药一般具有明显的毒副作用，所以目前的"国药准字 B"以中药为多。

8 位数字的第 1、2 位代表原批准文号的来源，其中 10 代表原卫生部批准的药品；19、20 代表国家药品监管部门批准的药品；11 北京市，12 天津市，13 河北省，14 山西省，15 内蒙古自治区，21 辽宁省，22 吉林省，23 黑龙江省，31 上海市，32 江苏省，33 浙江省，34 安徽省，35 福建省，36 江西省，37 山东省，41 河南省，42 湖北省，43 湖南省，44 广东省，45 广西壮族自治区，46 海南省，50 重庆市，51 四川省，52 贵州省，53 云南省，54 西藏自治区，61 陕西省，62 甘肃省，63 青海省，64 宁夏回族自治区，65 新疆维吾尔族自治区。

第 3、4 位代表换发批准文号之年的公元年号的后两位数字，但来源于卫生部和国家药品监管部门的批准文号仍使用原文号年号的后两位数字。第 5、6、7、8 位为批准文号的顺序号。

2. 含毒性中药材的中成药临床应用管理

毒性中药材是指按已经公布的相关法规和法定药材标准中标注为"大毒（剧毒）"、"有毒"的药材。其中属于大毒的，是国务院《医疗用毒性药品管理办法》（1988 年）颁布的 28 种毒性药材，包括砒石（红砒、白砒）、砒霜、水银、生马钱子、生川乌、生草乌、生白附子、生附子、生半夏、生南星、生巴豆、斑蝥、青娘虫、红娘虫、生甘遂、生狼毒、生藤黄、生千金子、生天仙子、闹羊花、雪上一枝蒿、红升丹、白降丹、蟾酥、洋金花、红粉、轻粉、雄黄。

含毒性中药材的中成药品种较多，分布于各科用药中，其中不乏临床常用品种。毒性中药材及其制剂具有较独特的疗效，但若使用不当，就会有致患者中毒的危险。且其中的毒性中药材的毒性范围广，涉及多个系统、器官，大部分毒性药材可一药引起多系统损伤，应引起重视。

另外，一些历代本草学著作中没有毒性记载的饮片及其制剂，近年来有研究报道其具有严重不良反应，比如，马兜铃、关木通、广防己、青木香、天仙藤等含马兜铃酸，处方中含有这些中药材的中成药，若长期服用，可能造成马兜铃酸的蓄积，导致肾间质纤维化，引起肾功能衰竭等不良反应。

因此，临床使用含毒性中药材的中成药时应注意：

✚ 辨证使用是防止中毒的关键

不同的病证选用不同的药物治疗，有的放矢，方能达到预期效果。另外，还应注意因人、因时、因地制宜，辨证施治，尤其对小儿、老人、孕妇、哺乳期妇女、体弱者，更应注意正确辨证使用中成药。

✚ 注意用量

含毒性中药材的中成药安全范围小，容易引起中毒，因而要严格控制剂量。既要注意每次用药剂量，还要注意用药时间，防止药物在体内蓄积中毒，同时还要注意个体差异，如孕妇、老人、儿童、体弱者要考虑机体特点。使用此类药，通常从小量开始，逐渐加量，而需长期用药的，必须注意有无蓄积性，可逐渐减量，或采取间歇给药，中病即止，防止蓄积中毒。

✚ 严格制度

建立健全保管、验收、调配、核对等制度，坚持从正规渠道购进药品。

3. 中成药不良反应的监测

在合理使用中成药的同时，应加强其不良反应的监测工作，逐步建立起完善的中成药不良反应监测体系，减少漏报率。一旦出现不良反应立即停药，并采取相应纠正措施。

特别加强中药注射剂、含毒性中药材中成药的不良反应监测，临床用药前应详细询问过敏史，重视个体差异，辨证施治。制定科学用药方案，避免中西药联合应用的不良反应，掌握含毒性药材中成药的用药规律。

建立中药严重不良反应快速反应、紧急处理预案，并建立严重病例报告追踪调查制度。对中药严重不良反应关联性进行分析评价时，必要时应追踪原始病案、药品生产厂家、批号及原料药的产地、采集、加工、炮制与制剂的工艺方法等。

对上市 5 年以内的药品和列为国家重点监测的药品，要报告该药品引起的所有可疑不良反应；对上市 5 年以上的药品主要报告该药品引起严重、罕见或新的不良反应。各省、自治区、直辖市药品监督管理部门和卫生行政部门是本地区实行药品不良反应报告制度的监管部门。国家对药品不良反应实行逐级、定期报告制度。严重或罕见的药品不良反应须随时报告，必要时可以越级报告。医疗预防保健机构发现严重、罕见或新的不良反应病例和在外单位使用药物发生不良反应后来本单位就诊的病例，应先经医护人员诊治和处理，并在 15 个工作日内向所在省、自治区、直辖市药品不良反应监测部门报告。

4. 处方药与非处方药

1999 年国家食品药品监督管理局颁布实施了《处方药与非处方药分类管理办法》（试行），共十五条。该办法规定根据药品品种、规格、适应证、剂量及给药途径不同，对药品按处方药与非处方药分别进行管理。

所谓处方药，必须凭执业医师或执业助理医师处方才可调配、购买和使用。非处方药，不需要凭执业医师或执业助理医师处方即可自行判断、购买和使用。非处方药根据药品安全性的不同，分为甲类非处方药和乙类非处方药。甲类非处方药必须在药店由执业药师或药师指导下购买和使用；乙类非处方药除可在药店出售外，还可经过当地地市级以上药品监督部门批准，在普通商业企业销售。

了解处方药与非处方药的相关规定和知识，有利于根据具体情况方便、合理地选择中成药。需要注意的是，无论是选用处方药还是非处方药，都应仔细辨认产品商标、标签、说明书等，尤其是自行购买中成药，应仔细阅读说明书，查验生产日期和失效期，慎重选用和服用中成药。

各论

呼吸疾病
安全用药

概　述

　　呼吸系统疾病多为临床常见病，尤其是感冒、鼻炎、咽炎、咳嗽等更是司空见惯。随着生活节奏的加快和中医药知识的普及，很多家庭都会常备一些治疗上述疾病的中成药以备不时之需。然而究竟如何选用这些中成药，大多数人都比较盲目，缺乏辨证，这样往往造成服药后病情没有变化或者加重，更有甚者出现不良反应。有鉴于此，中成药的安全合理使用就显得尤为重要。

　　本书按照西医病名的分类，将呼吸系统常见疾病分为鼻炎、鼻窦炎、扁桃体炎、喉炎、咽炎、肺炎、感冒、慢性咳嗽、哮喘、急性气管支气管炎、慢性支气管炎、慢性阻塞性肺疾病、慢性肺源性心脏病、呼吸衰竭、支气管扩张、间质性肺病、胸膜炎、肺结节病、肺结核、肺癌。每一种疾病下面又按照案例分析、中西医概述、用药知识、如何预防、小贴士几个部分分别进行详细的论述。

　　案例分析，通过对典型案例的叙述和对病情的分析，让人们对该疾病的中西医诊断有一个初步的认识。当人们出现某些呼吸系统的典型症状时，基本能够通过对典型案例的学习，知道自己大概得的是何种病，能够有针对性地对号入座，而不至于张冠李戴。明确诊断往往是安全合理用药的前提，这里的诊断既包括了西医病名的诊断，也包括了中医病名的诊断及中医的辨证分型。

　　中西医概述，从西医和中医两方面对该疾病进行了全面的介绍。西医概述部分主要介绍了相关疾病的定义、疾病的病因、疾病的特点、疾病的诊断、疾病的治疗。中医概述部分主要介绍了相关疾病的病名、疾病的分期、疾病的辨证分型及每一型的特点。通过一系列详细的介绍，让读者从更深层次对该疾病有深入的了解，从而为该疾病的安全合理用药奠定更加坚实的理论基础，使用药有理可循，有据可资。

　　用药知识，此部分为本书的核心部分，在前面两部分内容的基础上，该部分内容着重介绍了相关疾病临床常用的中成药（包括口服的和外用的），并且对相应中成药的安全合理使用进行了规范，对人们在使用中成药的过程中常常碰到的问题和容易出现的误区进行了详尽的分析和解答。通过对该部分的学习，读者能够针对自己的病情，掌握应该用何种中成药，服用多大的剂量，用药的途径如何，服用该中成药有何禁忌，需要服用多久才能见效，见效后服用多长时间停药，如果服用后无效或者出现不良反应该如何处理。

如何预防，随着医学的进步和发展，人们逐步认识到了疾病预防的重要性和紧迫性，与其渴而穿井，不如未病先防，这也是中医"治未病"理念的体现。该部分内容大致从易感因素、生活起居、饮食习惯等方面对相关疾病的预防提供了详尽的措施。通过该部分，读者能够知道哪些易感因素是需要避免的，日常生活中如何吃穿住行，应该进行何种锻炼，哪些不良习惯是需要纠正的。

小贴士，该部分针对相应疾病给出了一些小的典型的提示和建议，内容简明扼要，一目了然，使读者读后记忆深刻，容易掌握。

鼻炎

案例叙述

1. 王某，女，43岁。平时经常鼻塞，受寒或天气冷时加重，温暖后可以缓解，嗅觉接近消失。一般受寒后会出现清涕非常多，平时困倦，乏力，不愿意说话，怕风，容易出汗，容易得感冒，吃饭没有胃口，大便不成形，说话鼻音很重，鼻塞严重时会有头痛，舌淡苔白。耳鼻喉科医生检查后说鼻黏膜及鼻甲淡红肿胀。

病情分析

根据王某经常鼻塞、流涕，和天气寒冷有关，可以判断她得了慢性鼻炎。王某素体肺脾气虚，肺气虚，不能抵御外邪，邪滞鼻窍，就会鼻塞不通，卫外不固，所以怕风、容易出汗。脾气虚，气血生化乏源，运化失司，所以会困倦、乏力、吃饭没有胃口和大便不成形。因此王某的病中医称为肺脾气虚、邪滞鼻窍的鼻窒。

案例叙述

2. 陈某，女，21岁，鼻子又干又痛，没有什么鼻涕已经有半年多了，自觉越来越重，嗅觉还没丧失，但自己觉得有异味的感觉。经常有大块的涕痂脱出，并常带有血丝。嗓子干，干咳少痰，腰酸腿软，手足心热。舌红少苔。检查发现鼻黏膜色红干燥，鼻甲萎缩，还有脓涕痂皮残留。

病情分析

陈某鼻子干痛，没有什么分泌物，经常有大块的涕痂脱出，结合鼻黏膜的检查，为干燥性鼻炎。陈某肺肾阴虚，津液不能上承，所以会出现鼻子干痛。阴虚火旺，虚火上炎，就会出现涕痂，并带有血丝，手足心热。阴虚肺燥，所以干咳痰少。肾阴不足，腰膝失养，所以会腰酸腿软，所以陈某的病中医称为肺肾阴虚的鼻槁。

案例叙述

3. 谢某，女，28岁。半年来晚上临睡前和晨起起床的时候都会鼻子痒，流清鼻涕，喷嚏连作数十次，十分难受，需要用热毛巾敷鼻部才觉得稍微舒服点。3个月来头顶痛，腰痛，深呼吸的时候胸和右胁痛，肝功能检查正常。平时怕冷，腰酸膝软，容易累。吃饭还好，大便干，每日一次。夜尿多。多梦。舌淡苔白。

病情分析

谢某鼻塞鼻痒，喷嚏频繁，清涕长流，诊断为变应性鼻炎。谢某肾阳虚，不能温煦，寒邪袭鼻，正邪交争，所以会鼻痒、喷嚏频繁。肾阳虚，不能气化，寒水上泛，所以会清涕长流、鼻塞。平时怕冷，腰酸膝软，容易累，夜尿多都是肾阳虚的表现。所以谢某的病中医称为肾阳不足、温煦失职的鼻鼽。

鼻炎的中西医概述

 1. 什么是鼻炎？鼻炎应该怎么治疗？

鼻炎症状有很多种，依据鼻炎的种类不同，鼻炎症状也有所不同。常见的有急性鼻炎、慢性鼻炎、药物性鼻炎和萎缩性鼻炎。慢性鼻炎是鼻腔黏膜和黏膜下层的慢性炎症性疾病。慢性鼻炎的特点是鼻腔黏膜肿胀，鼻涕多，没有查到明确致病的微生物感染，病程持续数月以上或反复发作。慢性鼻炎是一种常见病。慢性鼻炎可以分为慢性单纯性鼻炎和慢性肥厚性鼻炎，一般慢性单纯性鼻炎时间长了会发展变成慢性肥厚性鼻炎。药物性鼻炎是因为长期使用各种伤害鼻黏膜的鼻炎药物或激光、手术而导致。萎缩性鼻炎表现为呼吸有臭味，鼻子干燥，鼻涕干呈块状，或有脓痂，不容易擤出，用力抠出干痂时会有少量出血。还有过敏性鼻炎及血管运动性鼻炎，两者都有明确的原因，常在接触过敏物或运动等以后发作。

得了鼻炎以后，首先要找出原因，看是局部因素、全身因素引起还是环境因素引起，尽量避免或去掉病因。然后可以局部治疗，包括用糖皮质激素局部喷鼻、鼻腔冲洗、鼻腔内用减充血剂。全身治疗主要是在分泌物多时用抗生素及中成药治疗。有的还可以考虑手术治疗。

 2. 引起鼻炎的原因有哪些？

第一类是全身因素：① 慢性鼻炎常常是一些疾病如贫血、结核等的局部表现；② 营养不良；③ 内分泌失调如甲状腺功能低下等；④ 抽烟喝酒或长期过度疲劳；⑤ 免疫功能障碍。

第二类是局部因素：① 急性鼻炎反复发作或治疗不彻底；② 鼻腔及鼻窦的慢性炎症，或附近部位（如扁桃体等）的炎症影响到鼻子；③ 鼻中隔偏曲、鼻腔狭窄、异物及肿瘤影响了鼻腔通气引流；④ 鼻腔用药不当或全身用药影响导致。

第三类是职业和环境因素：比如长期吸入粉尘的一些职业，各种化学物质及刺激性气体反复刺激鼻子。有时候环境中温度和湿度急剧变化也会引起鼻炎。

3. 鼻炎导致的鼻塞有什么特点?

鼻塞是很多疾病的一个症状,慢性单纯性鼻炎的鼻塞有自己独特的特点,① 间歇性:白天、夏季、劳动或运动时鼻塞会减轻,而夜间、静坐或寒冷时鼻塞会加重;② 交替性:侧卧时下侧鼻腔阻塞,上侧鼻腔通气较好,当转向另一侧卧位时,另一侧鼻腔又出现鼻塞。

4. 鼻炎在中医中属于哪些疾病? 各自有什么证型? 怎么根据症状来判断证型?

鼻炎在中医中有不同的名称,主要是以下三种:鼻窒、鼻槁、鼻鼽。鼻窒是指表现为经常性鼻塞的慢性鼻病,类似于西医的慢性鼻炎。鼻槁指主要表现为鼻内干燥、黏膜萎缩,甚至鼻腔宽大的慢性鼻病,类似于西医的干燥性鼻炎、萎缩性鼻炎。鼻鼽指以突然和反复出现鼻痒、打喷嚏、流清鼻涕、鼻塞为主要症状的鼻病,类似于西医的变应性鼻炎、血管运动性鼻炎、酸性粒细胞增多性非变应性鼻炎等。

中医认为鼻窒有虚有实,可以分为三个证型。① 肺经蕴热,壅塞鼻窍:鼻塞时轻时重,或交替性鼻塞,鼻涕黄而少,鼻气热,口干,咳嗽痰黄,舌尖红苔薄黄;② 肺脾气虚,邪滞鼻窍:鼻塞时轻时重,或呈交替性,鼻涕白而黏,受寒或吹风后会加重;同时有乏力,困倦,少气懒言,怕风,活动后特别容易出汗,咳嗽痰稀,平时容易感冒,吃饭不香,大便不成形,头发沉头昏;舌淡苔白;③ 邪毒久留,血瘀鼻窍:鼻塞比较厉害,或长时间不好,鼻涕黏或白色或黄色,说话声音语调比较重浊,头发胀,头痛,听力差,嗅觉减退;舌暗红或有瘀点。

中医认为鼻槁主要是燥邪侵犯或与阴虚、气虚有关,常分为三个证型。

➕ **燥邪犯肺**:鼻子干燥,自觉鼻子热而疼痛,鼻涕中常带有血痂;嗓子干痒,咳嗽;舌尖红苔薄黄少津。

➕ **肺肾阴虚**:鼻子干的比较厉害,鼻出血,嗅觉减退,嗓子干,干咳痰少,或痰中夹有血丝;腰酸腿软,手足心热;舌红少苔。

➕ **脾气虚弱**:鼻子里干燥,鼻涕为黄绿色脓涕,头昏头痛,嗅觉减退;还有食欲差,容易肚子胀,倦怠乏力,面色萎黄,唇白色淡。

鼻鼽的中医证型也是有虚有实,常见三种证型。① 肺气虚寒,卫表不固:鼻塞,鼻子痒,喷嚏频繁,清涕像水一样,嗅觉减退,怕风怕冷,稍一活动就容易出汗,气短,懒得说话，说话声音比较低微，面色苍白，咳嗽痰稀；舌淡苔薄白。② 脾气虚弱，清阳不升：鼻塞、鼻痒，清涕很多，喷嚏突然就会有，面色萎黄无华，消瘦，吃的少，腹胀，大便不成形，四肢没有力气，少气懒言；舌淡胖边有齿痕，苔薄白。③ 肾阳不足，温煦失职：鼻塞，鼻痒，喷嚏频繁，常有清涕；面色苍白，身体怕冷，四肢不温，腰膝酸软，神疲倦怠，小便清长，或有遗精早泄等现象；舌淡苔白。

5. 慢性鼻炎有什么危害？

慢性鼻炎引起的主要危害有以下方面：① 鼻息肉；② 支气管哮喘；③ 中耳炎；④ 鼻窦炎；⑤ 过敏性咽喉炎；⑥ 睡眠障碍；⑦ 儿童得了鼻炎会引起记忆力减退，智力下降，成人会影响生活和工作；⑧ 鼻肿瘤。

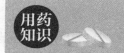

用药知识

1. 常用的治疗鼻炎的外用中成药有哪些？

目前常见的治疗鼻炎的外用中成药有两类。一类是单纯中药制剂，另一类还含有其他西药成分。

含有西药成分的如鼻炎滴剂和复方鼻炎膏：两者都是鼻窒类非处方药甲类药品，鼻炎滴剂的主要成分为金银花、辛夷油、冰片、黄芩苷、盐酸麻黄碱。能散风、清热、通窍，用于风热蕴肺型急慢性鼻炎。复方鼻炎膏的主要成分是穿心莲、鹅不食草、薄荷油、桉油、盐酸麻黄碱、盐酸苯海拉明。能消炎、通窍，用于过敏性鼻炎，急慢性鼻炎及鼻窦炎。其中盐酸麻黄碱、盐酸苯海拉明为西药成分。

单纯中药制剂常见的有滴通鼻炎水和鼻通滴鼻剂等：滴通鼻炎水主要成分为蒲公英、黄芩、麻黄、苍耳子、辛夷、白芷、细辛、石菖蒲。能祛风清热，宣肺通窍，用于鼻窒、鼻衄、鼻渊。鼻通滴鼻剂主要成分为苍耳子（炒）、辛夷、白芷、鹅不食草、薄荷、黄芩、甘草，可以清风热，通鼻窍，用于外感风热或风寒化热的鼻窒症状，如鼻塞流涕，头痛流泪等。

2. 常见的治疗鼻炎的口服类中成药及其适应证

通窍鼻炎片主要成分为白术、白芷、薄荷、苍耳子、防风、黄芪、辛夷。有散风固表，宣肺通窍的功效。用于风热蕴肺、表虚不固所致的鼻塞时轻时重、鼻流清涕或浊涕、前额头痛；慢性鼻炎、过敏性鼻炎、鼻窦炎见上述证候者。

辛芳鼻炎胶囊主要成分为辛夷、白芷、荆芥穗、防风、柴胡、水牛角浓缩粉、黄芩、川芎、蔓荆子(炒)、细辛等15味。有发表散风，清热解毒，宣肺通窍的功效。用于慢性鼻炎，鼻窦炎。

辛芩颗粒主要成分为细辛、黄芩、荆芥、白芷、桂枝、苍耳子、石菖蒲、黄芪、白术、防风。有益气固表，祛风通窍的功效。用于肺气不足、风邪外袭所致的鼻痒、喷嚏、流清涕，易感冒；过敏性鼻炎见上述证候者。

鼻炎片的主要成分有苍耳子、辛夷、防风、连翘、野菊花、五味子、桔梗、白芷、知母、荆芥、甘草、黄柏、麻黄、细辛。具有驱风散寒、宣通鼻窍、清热解毒的功效，主治鼻塞、流涕、发热、头痛。鼻炎康片主要成分是广藿香、苍耳子、鹅不食草、麻黄、野菊花、当归、黄芩、猪胆粉、薄荷油、马来酸氯苯那敏，能清热解毒，宣肺通窍，消肿止痛。两者都能用于偏热象的鼻炎，最主要的区别在于鼻炎康片含有西药成分氯苯那敏，所以服用鼻炎康要特别注意抗过敏药的副作用。

 3. 选用治疗鼻炎的中成药时要注意哪些问题？

服用治疗鼻炎的中成药一般应注意减少或忌食辛辣、煎炸、油腻、鱼腥等食物；用药3天后症状无改善的或出现其他症状的要停药去医院治疗；中成药中含有的西药盐酸麻黄碱具有收缩血管的作用，所以运动员、青光眼、前列腺肥大等患者要慎用，或本身有高血压等心脑血管慢性病的人也要在医生指导下应用，同时不能和帕吉林等单胺氧化酶抑制剂、磺胺嘧啶、呋喃妥因、洋地黄类药物同用，而且长期使用这类药，使鼻黏膜血管过度处于收缩状态，可形成药物性鼻炎，主要为持续性鼻塞，可有鼻内干燥不适和烧灼感，严重者可出现萎缩性鼻炎、鼻息肉、鼻窦炎及中耳炎等并发症。如果中成药中还含有苯海拉明和氯苯那敏等抗过敏作用的西药，这些药会让人有想睡觉的感觉，会出现反应迟钝、思睡、注意力不集中、头晕头昏，所以为了安全，在服用或外用这类药物的时候不能去驾驶机动车、轮船，不能从事高空作业、机械作业及操作精密仪器。而且长期使用抗过敏药还会损害肝功能、肾功能，所以本身具有肝、肾脏疾病的人也要谨慎用药。

在用治疗鼻炎的外用药时还应注意不要碰到眼睛，如果鼻腔黏膜破损时不应使用，在使用过程中发现鼻腔黏膜破损的就要停药，在医生指导下再用药。

如何预防鼻炎

- ✚ 戒烟酒，注意饮食卫生和环境卫生，避免粉尘长期刺激，注意职业病的防护。
- ✚ 治疗过程中要配合体育疗法，增强体质和抵抗力。
- ✚ 避免长期局部用麻黄素滴鼻，避免造成药物性鼻炎及出现副作用。
- ✚ 积极治疗急性鼻炎，如果感冒鼻塞加重时不要用力抠鼻，避免鼻腔感染。
- ✚ 有慢性鼻炎的患者，要注意鼻腔清洁，养成早晚洗鼻子的良好卫生习惯。
- ✚ 平时要锻炼身体，参加适当的体育活动。
- ✚ 每天早上可以用冷水洗脸，增强鼻腔黏膜的抗病能力，还可以用热毛巾敷鼻子来改善鼻子局部的血液循环。
- ✚ 天气变化时及时增减衣服，注意天气变化。
- ✚ 改变一些不良生活习惯如鼻塞时强行擤鼻、用手挖鼻等。
- ✚ 少吃辛辣、煎炸等热性的食物，如辣椒、生姜、炸油条、油饼、烧饼、饼干、快餐面等，少吃海鲜、冰冻鱼、鱿鱼、虾米等容易刺激诱发炎症的咸海产品，饮食要多样化，多食含维生素多的蔬菜水果如苹果、青菜、胡萝卜等。
- ✚ 保持心情舒畅，不要总想着使人烦恼的事情，要开开心心过好每一天。
- ✚ 生活规律，注意劳逸结合，避免熬夜。
- ✚ 预防感冒，防止感冒诱发鼻炎，一旦感冒要及时及早治疗。
- ✚ 慢性鼻炎患者可以去中医院进行三九和三伏帖敷治疗。

小贴士

急性鼻炎，要及时及早治疗，在医生指导下用药疗效会更显著。慢性鼻炎，在选择用药 3 天后，症状不改善或出现其他症状也应该去医院就诊。

鼻窦炎

案例叙述

薛大妈平时性格急躁，2周前因受寒感冒、鼻塞发热，经过治疗后热退，但一直鼻塞，流黄涕，鼻涕有腥臭味，还出现嗅觉减退，闻什么都不香；额头胀痛难忍，白天重，卧床休息可以减轻。咳嗽、低头弯腰、饮酒或激动时头痛加重，眉棱骨处压痛；还出现了口苦咽干，耳鸣，梦多，头晕、烦躁易发脾气，小便黄的症状，舌红苔黄腻。

医生根据患者鼻涕有腥臭味及眉棱骨处压痛等临床特点并结合鼻CT检查结果，诊断薛大妈患了鼻窦炎，患者伴见口苦咽干，耳鸣，头晕等症状，并结合脉证中医辨证为中医胆腑郁热证的鼻渊。

鼻窦炎的中西医概述

1. 什么是鼻窦炎？鼻窦炎应该怎么治疗？

鼻窦炎是指鼻窦黏膜的化脓性炎症，可以分为急性鼻窦炎、复发性鼻窦炎和慢性鼻窦炎。急性鼻窦炎一般继发于急性鼻炎或感冒等上呼吸道感染之后，出现鼻塞、流黄涕、头痛、全身无力、发热怕冷等症状，治疗除了积极治疗上呼吸道感染治疗外，再加上通畅引流，尽量排净黄涕，及时足量的抗生素抗感染及中医辨证治疗，一般可以治愈。

复发性鼻窦炎指反复发作的急性鼻窦炎，也是可以治愈的。慢性鼻窦炎是指单纯用药治疗无法缓解的持续性鼻窦疾患，患者最痛苦，治疗也最困难。平常所指的鼻窦炎就包括了复发性鼻窦炎和慢性鼻窦炎；治疗的手段包括手术方法和非手术方法。非手术的治疗有去除病因，增强体质，口服抗生素及中药，局部使用麻黄碱等药物滴鼻或局部冲洗等。

2. 引起鼻窦炎的原因有哪些？

第一类包括长期反复接触烟雾、粉尘、有害气体等环境污染物，细菌、病毒反复感染，长期应用一些特殊的药物如麻黄素、萘唑啉等引起的药物刺激等，还有鼻部外伤及坐飞机等引起的气压伤等。第二类是鼻子本身的疾病，如鼻子内部结构生长异常（如鼻中隔偏曲）、鼻息肉等，或自身有变应性鼻疾病、先天性黏液功能异常等。

 ## 3. 怎么判断头痛是鼻窦炎引起的？

很多疾病都会引起头痛，怎么知道这种头痛是因为鼻窦炎引起的呢？如果发生了头痛，而且具有以下4种特点就基本可以判断是因鼻窦炎引起的了。① 伴随着鼻塞、流涕等一起发生；② 疼痛发生的时间比较固定，疼痛的部位固定，如一般白天重、夜晚轻，多一侧、或一侧更重，一般多为头部沉重感、压迫感、钝痛、隐痛、昏痛或闷痛，不是动脉搏动性的跳痛；③ 进行鼻部治疗如改善鼻腔通气及引流后可减轻头痛；④ 一些特定的动作或行为如果能引起鼻腔血管扩张或头部静脉压增高，那么头痛就会加重，这些动作或行为包括咳嗽、低头弯腰、用力、吸烟饮酒、情绪激动等。

4. 中医把鼻窦炎分为哪些类型？怎么根据症状判断类型？

鼻窦炎在中医中称为"鼻渊"。中医认为，鼻渊有正虚和邪实两种。正虚一般是肺气虚或脾气虚，正气不足，驱邪无力，引起鼻症状反复发作，长久难愈。邪实一般是风寒热痰瘀之邪所致，常见的鼻渊中医证型分为5种，下面简单介绍一下什么证型会有什么症状。① 肺气虚证：遇风或凉气后鼻塞流涕涕加重，鼻涕白黏，嗅觉会减退，头昏胀，气短，浑身无力，怕风怕冷，活动后容易出汗，说话声音低弱，可伴有咳嗽，咳白痰；② 脾气虚弱证：鼻塞较重，嗅觉减退，多黏脓涕、头昏重或闷胀，胃口差，容易肚子胀，大便不成形，乏力；③ 肺经风热证：鼻塞，黄涕或兼白，头痛，嗅觉减退，或有发热，怕风，出汗多，或有咳嗽痰多；④ 胆腑郁热证：流脓涕量多，黄色或黄绿色，或有腥臭的气味，鼻塞，头痛重，嗅觉减退，常伴有心烦、容易生气急躁、口苦、嗓子干、耳鸣、梦多、小便黄；⑤ 脾胃湿热证：鼻塞重，而且鼻塞持续的时间长，鼻涕量多，为黄脓涕，头昏闷或重胀，嗅觉减退，浑身无力，身体困倦，胸闷，肚子胀，胃口差，小便黄。

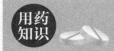

1. 鼻窦炎患者什么时候可以选用霍胆丸或藿胆滴丸?

霍胆丸或藿胆滴丸是治疗慢性鼻窦炎的非处方中成药,主要成分有广藿香叶和猪胆粉。功能芳香化浊,清热通窍;主治湿浊内蕴、胆经郁火所致的鼻塞、流清涕或浊涕、额头痛。但是,霍胆丸或藿胆滴丸不能用于流清鼻涕的寒症。换句话说,鼻窦炎如果以下列症状为主时,可以选用霍胆丸或藿胆滴丸:鼻塞,黄涕且量多,有腥臭味,头胀闷或头痛,心烦、急躁容易生气,口苦,嗓子干,小便黄。但平素大便稀或不成形的患者即便有以上症状,也应该在医生指导下用药。

2. 常用的治疗鼻窦炎的外用的中成药有哪些?

目前常见的治疗鼻窦炎的外用中成药有两种。

➕ **滴通鼻炎水**:为非处方药品,主要成分有蒲公英、黄芩、麻黄、苍耳子、辛夷、白芷、细辛、石菖蒲;能祛风清热,宣肺通窍。

➕ **复方鼻炎膏**:为耳鼻喉科鼻窒类非处方药,为复方药,有穿心莲、鹅不食草、薄荷油、桉油、盐酸麻黄碱及西药成分盐酸苯海拉明。功能主治:消炎,通窍。用于鼻窦炎。用法用量:将软膏尖端插入鼻腔挤入油膏。

应该注意的是,长期应用外用药物本身会引起药物性鼻炎,所以在应用外用药时一般不能时间太长,最好在医生指导下应用。还要注意的是外用药中含有麻黄碱,会引起血压升高,所以如果有高血压、心脏病的人要注意在医生指导下才可以应用。

3. 应用治疗鼻窦炎的中成药时要注意哪些问题?

治疗鼻窦炎的中成药时的使用注意事项在药物的说明书中都会详细写到,一般饮食方面都要有一些忌口,如忌烟酒、辛辣、鱼腥等发物;身体虚弱的患者在服用治疗鼻窦炎的中成药时,也应该把原来服用的补药或保健品先停掉。主要原因是,治疗鼻窦炎的中成药中有的具有麻黄碱等成分或具有类似的作用,有可能影响血压、心脏等;所以既往有慢性病患者及身体较弱之人用药前要咨询专科的医生,医生会指导药的剂量、用药时间、如何与常用药物错开或避免药物间发生抵抗及副作用。有的治疗鼻窦炎的中成药为复方制剂，还含有西药成分，如苍鹅鼻炎片除了中药还有鱼腥草素钠和氯苯那敏。复方鼻炎膏含有盐酸麻黄碱和盐酸苯海拉明。苯海拉明和氯苯那敏都属于抗组胺药物，这些药会让人有昏昏欲睡的感觉，会出现反应迟钝、思睡、注意力不集中、头晕头昏，所以为了安全，在服用含有抗组织胺的药物期间不能驾驶机动车、轮船，不能从事高空作业、机械作业及操作精密仪器。另外以上两种抗组胺药能使血管收缩，所以如果本身有下列疾病的要在医生指导下应用：膀胱颈梗阻、甲状腺功能亢进、青光眼、高血压和前列腺肥大。长期使用苯海拉明和氯苯那敏会损害肝功能、肾功能，所以本身具有肝、肾脏疾病的人不要自己用药。本来鼻腔血管细、血运不好的如鼻腔干燥、萎缩性鼻炎的人在应用这类药时也应咨询医生后再用。很多治疗鼻窦炎的中成药中含有麻黄碱或麻黄碱类作用的药物，而麻黄类的药物会影响运动员的尿检结果，所以运动员要慎用。服用药物后如有头晕、头痛、心跳快、汗出多等症状应停药，去医院咨询医师或药师。

 4. 根据自己的症状，怎么区别选择应用鼻渊通窍颗粒和鼻渊舒口服液？

鼻渊通窍颗粒是棕色至棕褐色的颗粒，气微香，味甜、微苦；具有很好的疏风清热，宣塞通窍功效。用于急鼻渊（急性鼻窦炎）属外邪犯肺证，本证的症状有：前额或颧骨部压痛，时不时出现鼻塞，鼻涕颜色白色或黄色，一般都很黏，有的有头痛，有的会发热，舌苔薄黄或白，脉浮。

鼻渊舒口服液为棕黄色至棕褐色的液体；具有特异香气，味甜、微苦。功能：能通利鼻窍，疏风清热，祛湿通窍。肺经风热及胆腑郁热证者，常见症状为鼻塞不通、流黄鼻涕，而且很稠，头昏胀痛等。

可以看出两者都是中成药，都是治疗鼻渊的，但是主治稍有差别，鼻渊舒口服液治疗中多有热。鼻渊舒口服液功效是通利鼻窍，疏风清热，祛湿通窍。多用于鼻渊证属于风热实证者，或鼻渊之肺经郁热证，对于咽喉肿痛亦可应用。鼻渊通窍颗粒功效是疏风清热，宣塞通窍。用于急鼻渊（急性鼻窦炎）属外邪犯肺证。

5. 治疗鼻窦炎的中成药的副作用有哪些？

治疗鼻窦炎的中成药一般比较安全，最常见的副作用为腹泻等胃肠道反应。苍鹅鼻炎片还含有鱼腥草素钠和马来酸氯苯那敏，所以会出现困倦、嗜睡、口渴、虚弱感。复方鼻炎膏含有西药成分盐酸麻黄碱和盐酸苯海拉明，所以还可见困倦、嗜睡、口渴、虚弱感；偶见鼻腔的轻微烧灼感、干燥感，很快消失；头痛，头晕，心率加快，长期使用可致心悸，焦虑不安，失眠等。一般停药后副作用都会逐渐消失，如停药后症状不消失甚至加重者，应立即至医院就诊。

如何预防鼻窦炎

- 及时彻底治疗伤风鼻塞及附近器官口腔的疾病。
- 注意保持鼻腔通畅，养成早晚洗鼻的良好卫生习惯，防止鼻窦炎反复发作。
- 注意正确的擤鼻方法，鼻塞多涕者宜按塞一侧鼻孔，稍稍用力外擤，之后交替擤鼻，鼻涕过稠时以盐水洗鼻，避免损伤鼻黏膜。
- 禁食辛辣刺激食物，戒除烟酒。
- 锻炼身体，增强体质，提高机体抵抗力。
- 慢性鼻窦炎者对治疗要有信心和恒心，保持心情开朗，避免过度劳累。
- 每日早晨可用冷水洗脸，增强鼻腔黏膜的抗病能力，有利于预防鼻窦炎发作。

小贴士

慢性鼻炎患者平时可选迎香、合谷穴位，自我按摩，每次 5~10min，每日 1~2 次，或用两手大鱼际，沿两侧迎香穴上下按摩至发热，每日数次，可减轻或缓解症状。

扁桃体炎

案例叙述

1. 肖某，37 岁，平时喜欢吃煎炸及味道重的食物，嗓子疼痛 3 天，吞咽时加重，伴有进食困难、发热、脖子痛、头痛、腰痛、浑身乏力、口苦、不想喝水，也没有食欲。自己吃了"消炎药"之后热退了，但是嗓子还疼，进食困难。在医院检查时发现咽部黏膜充血明显，双扁桃体充血Ⅱ度肿大，表面脓点连成片状，双颌下能摸到肿大的淋巴结，触痛。舌淡红苔黄腻。

肖某嗓子疼痛，医院检查发现扁桃体发炎，表面有脓点，诊断为急性化脓性扁桃体炎，中医称之为烂乳蛾。肖某平素肺胃蕴热，又感风邪，风热之邪作用于咽喉部，咽喉气血运行不畅，出现嗓子疼痛、吞咽加重。邪气加重，变成火毒，所以扁桃体出现化脓，淋巴结肿大，出现了脖子痛、头痛等症状。因此，肖某的病中医辨证为风热乳蛾。

2. 梁大爷，56 岁，3 个月前曾经高热 11 日，嗓子痛，伴有左耳疼痛，医院诊断为化脓性扁桃体炎，输抗生素 7 天后热退。之后每当受风或劳累后常常出现嗓子不舒服，感觉有东西堵着，嗓子发干，口气也比较大，自己含一些含片能稍微好点。现在仍有嗓子干痒，好像有东西堵着，既不能吐出来又咽不进去，时不时有咳嗽痰白色，胸闷，刷牙时容易恶心甚至呕吐，嘴里没味，不想喝水，大便偏稀。舌淡苔白腻。去医院检查发现扁桃体肿大，颜色淡红色。

梁大爷有发热的病史，治疗后热退，但遗留嗓子干痒，嗓子中有异物的感觉，检查扁桃体仍然肿大，所以西医诊断为慢性扁桃体炎。梁大爷 56 岁，生病时间较长，脾胃虚弱，津液输布失常，嗓子就会干痒。脾虚易生痰湿，痰阻气道，气机上逆，就出现了异物感觉、咳嗽痰白、胸闷、易恶心呕吐等症状。中医诊断为脾胃虚弱型乳蛾。

扁桃体炎的中西医概述

1. 什么是扁桃体炎？扁桃体炎应该怎么治疗？

扁桃体炎是一种很常见的咽部疾病，可分为急性扁桃体炎和慢性扁桃体炎。乙型溶血性链球菌为其主要致病菌，其他的菌还有非溶血性链球菌、葡萄球菌、肺炎链球菌、流感杆菌、腺病毒、流感或副流感病毒以及厌氧菌等，也可见细菌和病毒的混合感染。这些病菌在正常人咽部和扁桃体窝内都存在，在人体防御能力正常时它们不引起疾病，只有在受凉、潮湿、过度疲劳和受到有害气体刺激致使机体抵抗力下降时它们才开始大量繁殖。急性扁桃体炎多发于儿童及青年，在春秋季节气温变化时最容易发病，急性扁桃体炎及时充分治疗，一般治疗效果比较好，可以治愈；如果不彻底治疗，或反复发作就会变成慢性扁桃体炎。慢性扁桃体炎可以发生于任何年龄，并随年龄的增长而减少，一般以学龄儿童最多见，青年人次之，中年人较少，老年人很少见。扁桃体炎常合并慢性咽炎、慢性喉炎、慢性中耳炎等慢性疾病，甚至还可诱发风湿性关节炎、风湿性瓣膜心脏病、心内膜炎、心肌炎、急性肾炎等严重疾病。

急性扁桃体炎的治疗主要是应用抗生素，一般效果都比较好。因为慢性扁桃体炎容易合并或并发一些比较严重的疾病，所以，在扁桃体炎急性期应积极彻底治疗，而如果一旦变成慢性的，也应积极对待：可通过中医体质调理，口服清咽茶等茶饮方；要注意保持口腔清洁，以减少口腔内细菌感染的机会；平时注意锻炼身体，养成良好的生活习惯，保证充足的睡眠时间，随天气变化及时增减衣服，坚持锻炼身体，提高机体抵抗疾病的能力；平时可以用淡盐水或含碘片漱口。

2. 为什么会得扁桃体炎？怎么知道自己得了扁桃体炎？

我们常说，扁桃体是人体呼吸道的门户，可以过滤病菌并产生抗体，保护呼吸道不受病菌侵入，是呼吸道发炎时的首道防御战线。如果有细菌或病毒之类的病菌侵入，扁桃体就会发炎，这是人体自我防御的表现。得了扁桃体炎，因为每个人的抵抗力不同、感染的病菌不同，所以症状也可以千变万化。急性期的时候，大多数人会出现发热、怕冷、全身不舒服、嗓子疼痛，在吞东西时嗓子更痛，甚至会引起同一边的耳朵疼。不过也有的只有轻微的感冒症状、脖子处的淋巴结肿大、口腔溃疡等症状。有时候扁桃体肿得太大，会引起吞咽困难、呼吸不通畅、说话含糊不清楚、睡觉时会打呼噜。所以如果出现了嗓子或呼吸道的症状，都应该去医院检查一下，看扁桃体是不是发炎了。

3. 中医把扁桃体炎分为哪些类型？怎么根据症状判断类型？

扁桃体炎在中医称为"乳蛾"。中医认为，乳蛾有两类，一类是起病急，发病快，一般是风热邪气入侵，火热邪毒损伤喉核即扁桃体，这时候是实证。一类是本身身体虚，有慢性病，或生病时间长，邪气在喉核部位待的时间长，所以容易反复发作，难以治愈。乳蛾是一种常见的疾病，儿童和青年多见。发病急的第一类在春秋两季更容易发作，而且多有传染性，还可能出现流行爆发，多数是实热证。而病程长的第二类一般是虚证，或属虚实夹杂。一般把乳蛾分成五种证型，两种实证，三种虚证。不同证型症状不同，介绍如下。① 风热外袭，肺经有热：刚开始的时候嗓子干燥、嗓子热，然后出现疼痛，疼痛会加重，在吞咽东西时更明显。有的会有头痛、发热、轻微怕风、咳嗽。舌红苔薄黄；② 邪热传里，肺胃热盛：嗓子疼痛剧烈，连到耳根部，吞咽困难，痰和唾沫多。同时很多伴有高热、口渴想喝水、咳嗽、痰黄黏、口臭、腹胀、便秘、尿黄，舌红苔黄厚；③ 肺肾阴虚，虚火上炎：嗓子干、嗓子热，稍微有点痒及疼痛的感觉，说话不清爽，下午后症状会加重。一般会出现下午颧部发红、手足心热，失眠，梦多，有的会有干咳、痰少而黏，耳鸣，眼花，腰膝酸软，大便干。舌干红少苔；④ 脾胃虚弱，喉核失养：嗓子干，嗓子痒，自觉嗓子中经常有东西既咽不进去又吐不出来，咳嗽痰白、胸闷，容易恶心呕吐，口淡，不想喝水，大便不成形。舌淡苔白腻；⑤ 痰瘀互结，凝聚喉核：嗓子干涩不舒服，有的或有针刺样疼痛，胀痛，痰黏难以咳出来，时间长而没有好，一般没有全身性的不舒服。

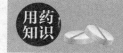

1. 治疗急性扁桃体炎常见的中成药有哪些？

治疗急性扁桃体炎的中成药有两类。一类是用的时间比较长的老药，例如，梅花点舌丸、喉症丸、六神丸、双料喉风散等。另一类是新药，结合了传统中草药和新型工艺的，如蒲地蓝消炎口服液、蓝芩口服液等。第一类比较传统，应用时间长，疗效确切，为老百姓广为接受和推广。第二类取长补短，既有传统中草药相对比较安全的优点又用新工艺制剂使患者更容易接受，尤其是小孩更容易接受。所以。两类药各有特点，应用时可以根据自己意愿选择。

2.服用六神丸、喉症丸、梅花点舌丸时要注意哪些问题?

治疗扁桃体炎的中成药中,六神丸、喉症丸、梅花点舌丸都是传统的老药,平时老百姓广泛应用,为家中常备药品,用药时宜含化,慢慢咽下,以便更好发挥药物的疗效。但是如果不合理用药,治病的药也会成为致命的药,所以这三个药都是处方用药。不合理使用引起的后果主要跟药物所含的成分有关。

六神丸含有牛黄、珍珠(豆腐制)、麝香、冰片、蟾酥、雄黄(飞),是著名清热解毒利咽药,是家庭常备良药之一,此药具有清热解毒、消肿止痛、敛疮生肌的功效,适用于治疗咽喉肿痛、溃疡糜烂、口舌生疮等症,易用、高效、速效,深受人们青睐。喉症丸含有板蓝根、人工牛黄、冰片、猪胆汁、玄明粉、青黛、雄黄、硼砂、蟾酥(酒制)、百草霜。清热解毒,消肿止痛。本品用于咽炎、喉炎、扁桃体炎及一般疮疖。梅花点舌丸含有西红花、红花、蟾酥(制)、血竭、人工牛黄、熊胆、珍珠、乳香(制)、沉香、人工麝香、雄黄、朱砂等21味,清热解毒,消肿止痛。用于各种疮疡初起,无名肿毒,疔疮发背,乳痈肿痛等症。

六神丸、喉症丸、梅花点舌丸都含有蟾酥、雄黄。蟾酥的有效成分是蟾毒素,加大剂量或长时间应用会引起中毒,可影响神经系统引起惊厥,影响心血管系统引起口唇发绀、面色苍白、心律失常,刺激胃肠道引起恶心呕吐、腹痛腹泻等。雄黄的主要成分是二硫化二砷,如果长时间服用或超量用药的话,就会导致砷在人体内的蓄积,会造成严重的肝损害,并可能损害血液系统和神经系统。所以,这三个药不能久用及孕妇最好都不要用。

根据三个药所含的药物成分,还应注意服用时不要和以下5类药物合用,避免降低药效或失去药效,或者增加毒性反应:①四环素类抗生素,如四环素、土霉素等;②氨基糖苷类抗生素,如链霉素、卡那霉素、庆大霉素等;③强心苷类药物,如洋地黄、地高辛、去乙酰毛花苷等;④酶制剂,如胃蛋白酶、胰酶、乳酶生、多酶片等;⑤抗贫血药如含铁制剂等硫酸盐类,如硫酸阿托品、硫酸亚铁等。

六神丸可能会引起过敏反应。这与用量无关,而且不论内服、外用均会发生。六神丸过敏反应大多在用药24h内发生,表现为药疹,其形状不规则,瘙痒难忍;也有的过敏者出现喉头水肿,个别严重者还会出现过敏性休克,需要立即抢救。

3. 蒲地蓝消炎口服液和蓝芩口服液治疗扁桃体炎有什么特点?

　　蒲地蓝消炎口服液含有蒲公英、板蓝根、苦地丁、黄芩。功能主治：清热解毒，抗炎消肿。用于疖肿、腮腺炎、咽炎、扁桃体炎等。蓝芩口服液含有板蓝根、黄芩、栀子、黄柏、胖大海，清热解毒，利咽消肿。用于急性咽炎、肺胃实热证所致的咽痛、咽干、咽部灼热等不适。这两种药相对比较安全，没有含毒性的药物，而且口感相对比较好，所以现在临床应用比较多，但也应在医生指导下应用。

 4. 治疗扁桃体炎的常用的外敷中成药有哪些? 怎么选择用药? 用药时要注意什么?

　　目前常见的治疗扁桃体炎的咽喉局部喷用中成药有三种。

　　➕ **冰硼散**：为处方药品，主要成分有冰片、硼砂（煅）、朱砂、玄明粉；功能清热解毒，消肿止痛。用于热毒蕴结所致的咽喉疼痛，牙龈肿痛，口舌生疮。

　　➕ **锡类散**：为处方药，主要成分有象牙屑、青黛、壁钱炭、人指甲（滑石粉制）、珍珠、冰片、人工牛黄；能解毒化腐，用于咽喉糜烂肿痛。

　　➕ **双料喉风散**：为非处方药，主要成分有珍珠、人工牛黄、冰片、黄连、山豆根、甘草、青黛、人中白（煅）、寒水石；清热解毒，消肿利咽。用于肺胃热毒炽盛所致咽喉肿痛，齿龈肿痛。

　　从以上可以看出，冰硼散主要用于清热止痛，如果扁桃体炎肿痛比较明显时选择用冰硼散局部外敷比较好。锡类散更擅长于解毒化腐，所以咽喉糜烂时选用更佳。而双料喉风散属于清热解毒力量比较大的，所以如果肿大明显，甚至嗓子、牙龈等整个口腔都肿痛，火大时选用更好。

　　在选用时，要注意这三个药孕妇最好不用，其中锡类散说明书中写着不良反应不明确，而另两个药明确写了孕妇禁用。应用时三者共同的注意事项还有：① 服药期间饮食宜清淡，忌烟酒、辛辣、鱼腥食物，以及其他发药、温补性中药等，避免加重病情；② 过敏体质的人要慎用，因为这三个药中含有一些芳香走窜的药物，过敏体质的人用药后可能会引起过敏；③ 这三个药都有解毒作用，所以如果本身体弱，体寒或虚火的人要慎重选择，如果自己拿不准，最好去医院咨询医生后再选用；④ 喷药时要注意不要吸气，避免把药粉吸入气管而引起呛咳；⑤如果按照说明用了 3 天，症状还没有缓解的话，建议停药，去医院就诊；

⑥ 冰硼散中含有玄明粉，玄明粉会进入乳汁中，易引起婴儿腹泻，故哺乳期妇女不宜使用；冰硼散中含有朱砂，朱砂有小毒，所以不能长期用药以及不能大剂量用药，否则会引起朱砂中毒。

5. 治疗扁桃体炎的中成药一般服用多长时间？是否需要终身服药？

治疗扁桃体炎的中成药如果服用 3 天，症状改善，可以继续服用，但一般不宜超过 1 周。如果 3 天后症状没有改善的，建议停药去医院就诊。

如何预防扁桃体炎

🏥 患急性扁桃体炎时要彻底治愈，避免转变成慢性炎症。

🏥 得慢性扁桃体炎时要养成良好的生活习惯，保证充足的睡眠时间，根据天气变化增减衣服，避免反复发作，加重病情。同时还应注意坚持锻炼身体，提高机体抵抗疾病的能力。

🏥 预防和治疗各类传染病，避免扁桃体炎反复发作。

小贴士

扁桃体肿大了都得切吗？

有一种扁桃体肿大不用治疗，就是扁桃体生理性肥大。一般多见于小儿和青少年，自己没有感觉什么不舒服，检查的时候会发现扁桃体光滑，颜色淡，隐窝口清楚，局部没有分泌物，和周围的组织器官没有粘连，摸着比较软，没有反复发作炎症的病史。

喉炎

王某，今年25岁，平时身体健康，1个月前感冒，有鼻塞、咳嗽、吐脓痰等症状，接着出现喉咙疼痛，声音沙哑、低沉，甚至讲不出话，在这一个月期间多次中药治疗没有取得好的效果。医院看病的时候觉得声音沙哑、低沉，讲不出话的症状更加严重。医生检查发现咽喉部充血潮红，血管扩张，两边的声带都有充血水肿，活动还可以，但闭合差。舌淡红苔薄白。

医生根据王某1个月前得了感冒，先是出现鼻塞、咳嗽、吐脓痰等症状，接着出现喉咙疼痛，声音沙哑、低沉，甚至讲不出话，药物治疗效果不好，目前王某觉得声音沙哑、低沉，讲不出话的症状更加严重。检查发现咽喉部充血潮红，血管扩张，两边的声带都有充血水肿，活动还可以，但闭合差，诊断为急性喉炎。王某平时身体健康，这次疾病最初是因为感冒，最先出现的症状是鼻塞、喉咙疼痛、咳嗽、吐脓痰，为外邪感风热之邪引起的，"感冒"后，喑哑、咽喉不利的症状持续了1个月没有治愈，外邪束肺，肺气失去正常的宣肃功能，声带开合不利，所以出现声音嘶哑。因此，王某的病中医称为风热犯肺证的急喉喑。

喉炎的中西医概述

1. 什么是喉炎？喉炎应该怎么治疗？

喉炎分为急性喉炎和慢性喉炎两大类。急性喉炎发病比较急，过程相对短一些，咽部检查可见声带红肿或者肿胀，颜色淡红，或者声带上有痰，发音的时候声门闭合不全。急性喉炎时应该减少发音，让声带充分休息以及用抗生素控制感染。病情比较严重的，除了抗生素，还可以加用激素来促进炎症的消除。慢性喉炎是喉黏膜的慢性炎症，主要表现为声音低沉、讲话费力，声音嘶哑，长时间不愈。根据病情的严重程度，又可以分为慢性单纯性喉炎，慢性萎缩性喉炎以及慢性肥厚性喉炎。治疗上应该针对引起慢性喉炎的原因积极治疗，中药调理也有较好的疗效。

2. 引起喉炎的原因有哪些？

⊕ **急性喉炎**：感染，急性喉炎常常因为急性鼻炎、急性咽炎而发生；发声太高或者太久，剧烈咳嗽可以引起急性喉炎；粉尘、有害气体的刺激，长时间的吸烟喝酒，喉部的手术等也可以引起急性喉炎。

⊕ **慢性喉炎**：急性喉炎没有及时治疗或者治疗不恰当会转变成慢性喉炎；长时间的过度用嗓或者发音的方式不正确，如老师，歌手等职业需要用嗓子的，以及长时间在吵闹的环境中需要大声讲话的人容易得慢性喉炎；长期受到烟酒、粉尘、刺激性气体的刺激后会引起慢性喉炎；喉部附近器官炎症的刺激，如鼻炎、鼻窦炎、咽炎、慢性支气管炎等也会引起慢性喉炎。

3. 怎么判断声音嘶哑是喉炎引起的呢？

引起声音嘶哑的喉部疾病很多，如声带小结、声带息肉、功能性失声等疾病。慢性喉炎的声音嘶哑具有以下的几个特点：① 声音嘶哑的时间比较长；② 最开始的时候是间断的声音嘶哑，时好时坏，逐渐的、声音嘶哑发展成持续的；③ 咽喉内感觉有东西噎者，吐又吐不出，咽又咽不下。

4. 中医把喉炎分为哪些类型？怎么根据症状判断类型？

📷 急性喉炎

⊕ **风热犯肺证**：声音低沉不响亮，甚至沙哑没有办法讲话，同时会有喉咙疼痛，发热，稍微有些怕风怕冷，头疼，鼻塞，咳嗽，有少量痰。

⊕ **风寒袭肺证**：突然出现声音不响亮，甚至声音低沉、沙哑，讲不出话，喉咙稍微有些痛，还有喉咙痒、咳嗽，咳嗽的声音低沉，咳出白色的稀痰，发热，怕冷，头疼，鼻塞，不出汗，流清涕，没有口渴。

⊕ **邪热伤肺证**：声音低沉、沙哑，甚至讲不出话，同时觉得身体热，心烦，胸口觉着很胀很闷，咳嗽，气往上返，或者咳嗽，但声音轻，没有痰，喉咙痛并且痒，口干，喉咙干，或者高热，口渴，口臭明显，大便干，解不出来，小便少颜色黄，严重的会觉着气不够用，喉咙处发不出声音。

⊕ **痰热壅结证**：声音低沉嘶哑，严重的无法发出声音，喉咙痛，出现胸闷，咳出黏稠的痰。

⊕ 慢性喉炎

⊕ **肺肾阴虚证**：声音低沉、沙哑，发展的过程比较缓慢，但是逐渐加重，长时间不好，或者长时间说话就会觉得喉咙干，甚至无法发出声音，同时有喉咙疼痛，干燥，还会出现喉咙痒，干咳，颧骨部位颜色红，像化妆一般，腰膝酸软，手脚心发热，还会觉着烦躁，睡眠不好。

⊕ **肺脾气虚证**：声音低沉，不响亮，劳累情况下会加重，长时间不痊愈，还可以发现脸色白，或者脸色黯淡偏黄，头晕，胸闷，自觉喘不上气，疲倦乏力，精神差，较多黏稠的白痰。

⊕ **气阴两虚证**：声音轻，或者声音低沉沙哑，严重的无法讲话，还有咽喉干燥，时不时干咳，痰比较少，精神差，易疲劳，懒得说话。

⊕ **气滞血瘀证**：持续声音低沉、沙哑，逐渐加重，严重的情况下会出现无法讲话的症状，还可以有咽喉干涩，想喝水却喝得不多，胸部以及肋骨处常常觉得胀闷不舒服，有时轻，有时重。

⊕ **痰瘀阻遏证**：持续声音低沉、沙哑，逐渐加重，同时会有咽干，或者咽部感觉有东西，但是无法咳出，胸部以及肋骨处、腹部胀闷。

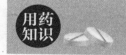

1. 常用的治疗喉炎的中成药有哪些?

⊕ **黄氏响声丸**：主要成分为薄荷、浙贝母、连翘、蝉蜕、胖大海、酒大黄、川芎、儿茶、桔梗、诃子肉、甘草、薄荷脑。功能疏风清热，化痰散结，利咽开音。用于风热外束，痰热内盛所致的急、慢性喉炎，症见声音嘶哑，咽喉肿痛，咽干灼热，咽中有痰，或寒热头痛，或便秘尿赤，急、慢性喉炎及声带小结、声带息肉初起，见上述证候者。

⊕ **润喉丸**：主要成分为：射干、山豆根、桔梗、僵蚕、栀子（姜炙）、牡丹皮、青果、金果榄、麦冬、玄参、知母、地黄、白芍、浙贝母。功能润喉生津，开音止痛，疏风清热。用于急、慢性咽炎及喉炎所致的疼痛，也可用于喉痒咳嗽，声音嘶哑的辅助治疗。

⊕ **铁笛丸：**主要成分有诃子肉、麦门冬、瓜蒌皮、茯苓、玄参、浙贝母、甘草、桔梗、凤凰衣、青果。功能芳香化浊，清热通窍；润肺利咽，生津止渴。用于肺肾阴虚引起的咽干声哑、咽喉疼痛。

⊕ **清音丸：**主要成分为诃子肉、川贝母、百药煎、乌梅肉、葛根、茯苓、甘草、天花粉。辅料为赋形剂蜂蜜。功能清热利咽，生津润燥。用于肺热津亏，咽喉不利，口舌干燥，声哑失音。

⊕ **金嗓散结丸：**主要成分为金银花、板蓝根、玄参、木蝴蝶、蒲公英、麦冬、丹参、蝉蜕、浙贝母、桃仁（去皮）、鸡内金（炒）、泽泻等16味。功能清热解毒，活血化瘀，利湿化痰。用于热毒蓄结、气滞血瘀而形成的慢喉瘖（声带小结、声带息肉、声带黏膜增厚）及由此而引起的声音嘶哑等症。

2. 应用治疗喉炎的中成药时要注意哪些问题？

⊕ 服用治疗喉炎的中成药时，一般饮食的忌口有忌烟酒、辛辣、鱼腥等发物；还应该把原来服用具有温补作用的中药或保健品先停掉。所以一些患有慢性病的人、体质较弱的人用药前要咨询耳鼻喉科的医生，医生会指导用药的剂量、用药时间、怎么和原来服用的药物错开或避免药物间发生抵抗及加大副作用。如果自己选择了药物，用了3天症状还没有缓解或出现了其他症状的话，说明药物选择不太妥当，不宜再自己试药，应该去医院耳鼻喉科就诊治疗。喉炎类的药物中有的是含片，因此在服用的时候要千万注意，含片不能当作口服药吞入或者匆忙嚼烂，避免药物失去在喉部产生持久药效的作用。

⊕ 选择喉炎的中药时应该注意，每种药都有其特点，应用时要根据对应的病症选择合适的药物。从药物的组成分析可发现治疗喉炎的中成药大多由寒凉的药物组成，如牡丹皮、栀子、青果等，以达到疏散风热、清热解毒的效果。苦寒的药物最容易损伤脾胃；在中药里面，活血药是孕妇应该谨慎使用的。因此，在选择药物的时候应该注意，平时脾胃虚寒大便稀的人应该谨慎使用有寒凉药物的中成药或者在医生的指导下用药。孕妇就更应该在医生的指导下用药。

⊕ 对于肺肾阴虚证、肺脾气虚证、气阴两虚证等具有全身症状的喉炎，喉炎中成药大多只能治标而不治本，有一定的效果，但是容易复发。所以慢性喉炎伴有全身症状的人，应该选用中药辨证从本治疗，辅助中成药的局部治疗，从而达到更好的效果。

3. 治疗喉炎的中成药的副作用有哪些?

治疗喉炎的中成药一般比较安全,最常见的副作用为腹泻等胃肠道反应。不少治疗喉炎的中成药中含有冰片,服用后容易引起腹泻,在使用这类药物的时候要特别注意。此外,冰片是孕妇慎用的药物。为了保险起见,不建议孕妇使用,特别是妊娠早期的或者有过流产史的孕妇更加应该慎重。

如何预防喉炎

➕ 锻炼身体,增强体质,提高对外界气候变化的适应能力。

➕ 正确用嗓子。在气温突然下降,感冒期间或者在女性的月经期间,不适合长时间的用嗓子或者大声喊叫。

➕ 避免过度的烟酒刺激嗓子,少吃刺激性的、寒凉的食物,避免有害的气体以及粉尘的刺激。

➕ 积极治疗口、咽、鼻腔、鼻窦的急、慢性炎症,防止感染转移到喉部。

小贴士

急性喉炎有可能导致喉头水肿。喉头水肿是内科急症,可见喉痛、声嘶,喘鸣声像犬吠样,严重者可出现呼吸困难,可导致窒息,必须争分夺秒、马上就医。

咽炎

案例叙述

程大姐平时身体健康。1个月前受凉后出现嗓子疼痛，吃过药后嗓子已经不疼了，但出现了嗓子干，经过1个月的中西医治疗，仍然时好时坏，稍微有些怕冷、怕风，手脚偏凉，咳嗽，还有少量的稀痰。医生检查发现咽后壁颜色为淡红色。舌淡苔薄白。

医生根据1个月前受凉后出现咽部疼痛，治疗后仍有咽部疼痛，还有轻微的怕冷、怕风，以及咳嗽、咳痰，检查时发现咽后壁颜色为淡红色，诊断为急性咽炎。程大姐1个月前受凉，感受风寒，风寒侵袭，所以出现咽部疼痛，经过治疗，症状好转，但是没有彻底治愈，邪气滞留，因此还有不太严重的咽喉疼痛，以及轻微的怕冷、怕风。寒邪在体内，体内津液运行受阻，凝聚成痰。因此，程大姐的病在中医称为风寒喉痹。

咽炎的中西医概述

1.什么是咽炎？咽炎应该怎么治疗？

咽炎可以分为急性咽炎、慢性咽炎两种。

急性咽炎是发生在咽部黏膜、黏膜下组织的急性炎症，常常累及咽部淋巴组织。急性咽炎一般继发于急性鼻炎或急性扁桃体炎等上呼吸道感染之后，常会出现咽部疼痛，吞咽口水时更加明显，咽痛还可以蔓延到耳朵处。全身没有症状或者症状较轻的，可以选择局部治疗，如口腔含漱等方法，若较重者可选用口服中药治疗，合并有细菌感染时也可在医生指导下选择抗生素治疗。积极治疗，本病一般可以治愈。

慢性咽炎是咽黏膜、黏膜下组织及淋巴组织的慢性炎症。一般会出现咽部疼痛，还可以出现咽部干燥，咽痒或者总感觉咽部有痰等症状。在临床上还根据咽部的检查情况将慢性咽炎分为慢性单纯性咽炎、慢性肥厚性咽炎（有淋巴滤泡增生或咽侧索增生等）、慢性萎缩性咽炎（有黏膜干燥枯萎，甚则咽后壁椎体轮廓显现）三种。慢性咽炎应该积极治疗引起慢性咽炎的原发病，增强体质，以中药治疗为主，减少日常对咽喉的刺激因素也可辅助局部治疗比如温热盐水或者复方硼砂液适量含漱等。

2. 引起咽炎的原因有哪些?

急性咽炎: 病毒感染、细菌感染或者在高温、粉尘、烟雾、刺激性气体的环境中待的时间太久,还可能是受凉,过度疲劳等。

慢性咽炎: 急性咽炎反复发作转为慢性,这是最常见的原因;有慢性鼻炎、鼻窦炎等,因为长时间鼻子阻塞,张口呼吸以及鼻涕往后流,刺激咽部,或者有慢性扁桃体炎、牙周炎的,都可以引起;长时间的吸烟、喝酒,粉尘、有害的气体刺激,喜欢吃刺激性的食物等;职业原因,如老师、播音员、歌手等,说话以及用嗓过度;全身的一些疾病,如贫血、慢性支气管炎、支气管哮喘、内分泌紊乱等会引起本病。

3. 怎么判断咽部疼痛是咽炎引起的?

咽部疼痛是一个常见的症状,在很多的疾病中都会出现,怎么判断咽部疼痛是咽炎引起的呢? 如果发生了咽痛,而且这种咽痛具有以下 4 种特点就基本可以判断是因咽炎引起的了:① 最开始出现的症状是咽干,咽部烧灼样的热,接着才出现明显的咽部疼痛;② 疼痛在吞咽口水的时候比较严重;③ 全身的症状一般为发热、恶寒、头痛、食欲不振等;④ 下颌角淋巴结肿大,摸的时候会痛。

4. 中医把咽炎分为哪些类型? 怎么根据症状判断类型?

咽炎属于中医中"喉痹"的范畴。喉痹可分为"急喉痹"和"慢喉痹"两类。分别对应的是急性咽炎和慢性咽炎。急喉痹、慢喉痹都可以分为五个证型。下面简单介绍一下各个证型分别会有什么症状。

急喉痹

肺经风寒证: 咽喉疼痛,吞咽不顺利或者是吞咽的时候不舒服,同时还会有怕冷、发热、头痛、鼻塞、不出汗、流鼻涕的情况,吐出的痰一般是比较薄的、比较清稀的,口不渴。

肺经风热证: 咽部觉着干,咽痒,还会觉着咽部热,感觉有东西堵着,进一步发展则会觉着咽部疼得更加厉害了,同时还有发热、怕风,头痛,咳嗽,有痰可以咳出,口干,喝水多,小便黄。

肺胃热盛证: 咽喉的疼痛比较明显,甚至累及两边耳朵以及脖子,吞咽困难,像是有东西在喉咙噎住的感觉,有痰,但是比较黏稠不容易咳出,还可以有全身的情况出现，如高热、口干、头痛，小便黄，大便是干结的。

⊕ **风痰壅滞证**：咽喉疼痛，喉咙里有咕噜咕噜的声音，痰比较多，吞东西比较困难，咳嗽，痰较多，痰或者是黏稠的也可能是比较清稀的白痰。

⊕ **痰热内阻证**：咽部明显觉着干燥，还伴着疼痛，吞咽困难，还可以有咳嗽，胸部闷，痰是黏稠的黄痰，很难咳出。

🏥 慢喉痹

⊕ **阴虚火旺证**：咽部干燥，觉着热，但是没有明显的疼痛，咽部很痒，吞咽困难，好像是有东西在喉咙噎住的感觉，还可以有口干口渴，特别想喝水，咳嗽，痰比较少，黏稠，难咳出，还会有头晕，看东西的时候觉着东西转动，耳鸣，看东西模糊，健忘，腰膝酸软，潮热，手足心发热，同时会觉得烦躁。

⊕ **阴虚肺燥证**：咽部疼痛，但是不太明显，还可以有明显的咽部干燥、热的情况，吞咽困难，好像是有东西在喉咙噎住的感觉，可以有口干，咳嗽，咳出的痰比较少，较黏稠，还可能出现痰中带血的情况，手足心发热，同时会有烦躁的情绪，颧骨部红，像化了妆一般，潮热，盗汗。

⊕ **脾虚土弱证**：咽部觉着痒，干燥，疼痛，都不太明显，同时有咽部有东西堵住的感觉，或者觉着咽部被痰堵住了，时不时想要喝点温水，但每次都喝得不多，如果受凉了或者吃了凉的东西就会加重，面色偏白，精神差，总觉着比较累，不想说话，不怎么想吃饭，还会有腹部胀满的感觉，大便偏稀。

⊕ **气滞血瘀证**：咽部有东西堵住的感觉，觉着疼痛，但是不明显，还会觉着咽部干燥，咽痒不舒服，常常需要清嗓子，早上起来漱口刷牙的时候，容易恶心想吐，不能长时间说话，说话过多就会觉着咽部更加不舒服。说话的语调比较低，比较无力。

⊕ **肾阳亏损证**：咽部疼痛，但不太明显，还可以有咽干，但是不想喝水，或者喝水就想喝比较热的水，还会有面色白，四肢比较凉，怕冷，大便偏稀。

用药知识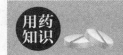

1. 急性咽炎常用哪些中成药？

复方草珊瑚含片：主要成分为肿节风浸膏、薄荷脑、薄荷素油。功能疏风清热，消肿止痛，清利咽喉。用于外感风热所致的喉痹，症见咽喉肿痛、声哑失音；急性咽喉炎见上述证候者。

清咽滴丸：主要成分为薄荷脑、青黛、冰片、诃子、甘草、人工牛黄。功能疏风清热，解毒利咽。用于风热喉痹，咽痛，咽干，口渴，或微恶风，发热，咽部红肿，急性咽炎见上述证候者。

复方双花片：主要成分为金银花、连翘、板蓝根、穿心莲。功能清热解毒，利咽消肿。用于风热外感、风热喉痹。症见发热，微恶风，头痛，鼻塞流涕，咽红而痛或咽喉干燥灼痛，吞咽则加剧，咽及扁桃体红肿，舌边尖红苔薄黄或舌红苔黄，脉浮数或数。

蓝芩口服液：主要成分为板蓝根、黄芩、栀子、黄柏、胖大海。功能清热解毒，利咽消肿。用于急性咽炎、肺胃实热证所致的咽痛、咽干、咽部灼热。

2. 慢性咽炎常用哪些中成药？

✚ **慢严舒柠：**由黄芩、西青果、桔梗、竹茹、胖大海、橘红、枳壳、桑叶、香附（醋制）、紫苏子、紫苏梗、沉香等中药材组成的，气香，味甜，微苦，其功能为清热利咽，宽胸润喉，是主治慢性咽炎的中成药。

✚ **健民咽喉片：**主要成分为玄参、麦冬、蝉蜕、诃子、桔梗、板蓝根、胖大海、地黄、西青果、甘草等。该产品气香，味甜，有清凉感，主要功能为清咽利喉、养阴生津、泻火解毒。

这两种药都是治疗慢性咽炎，都是针对热症，都有清热利咽生津的作用，都能治疗咽喉疼痛，咽干。相对的，如果有咳嗽，咳痰较多症状的，适合选择慢严舒柠。健民咽喉片更具养阴生津、润肺利咽的功效，适合有手足心热，心烦，夜间盗汗等虚火上炎证候的患者。

3. 常用的治疗咽炎的吹药有哪些？

目前常见的治疗咽炎的吹药有两种。

✚ **西瓜霜：**为非处方中成药，主要成分是西瓜霜、硼砂（煅）、黄芩、黄连、黄柏、山豆根、浙贝母、射干、青黛、冰片、薄荷脑等，功能为清热泻火，消肿止痛，用于肺胃火热上蒸引起咽炎，症见：咽喉红肿疼痛，喉结红肿。口舌生疮，牙龈宣肿。

✚ **双料喉风散：**为非处方中成药，主要成分是珍珠、人工牛黄、冰片、黄连、山豆根、青黛、人中白（煅）、寒水石、甘草。功能为清热解毒，消肿利咽。用于肺胃热毒炽盛所致的咽喉肿痛等症。

应该注意的是：服药期间应该忌辛辣或鱼腥的食物，并且在服药的时候不要服用温补性的中药；这两种药品如果用药 3 天后症状没有好转的，或者出现了扁桃体肿大及全身高热等其他症状应该及时去医院治疗；双料喉风散不适合长期使用；大便稀者应该慎用。

4. 治疗咽炎的中成药的副作用有哪些？

治疗咽炎的中成药一般比较安全，最常见的副作用为腹泻等胃肠道反应。不少治疗咽炎的中成药中含有冰片，服用后容易引起腹泻，在使用这类药物的时候要特别注意。此外，冰片是孕妇慎用的药物。为了保险起见，不建议孕妇使用，特别是妊娠早期的或者有过流产史的孕妇更加应该慎重。

5. 服用咽炎中成药应该注意的问题。

✚ 咽炎类的药物大多是含片，因此在服用的时候要千万注意，含片不能当作口服药吞入或者匆忙嚼烂，避免失去药物在咽部产生持久药效的作用。

✚ 慢性病或体质较弱的人用药前要咨询专科医生，指导用药剂量、用药时间、合并用药的选择等。如果自己选择了药物，用了 3 天症状还没有缓解或出现了其他症状的话，说明药物选择不太妥当，不宜再自己试药，应该去医院就诊治疗。

✚ 治疗咽炎的中成药大多由寒凉的药物组成，如冰片、薄荷、西瓜霜等，甚至有些是大苦大寒的中药，以达到疏散风热、清热利咽的效果，苦寒的药物最容易损伤脾胃，因此，在选择药物的时候应该注意，平时脾胃虚寒大便稀的人应该谨慎使用有寒凉药物的中成药或者在医生的指导下用药。

✚ 对于阴虚火旺、肾阳亏损、脾虚土弱等体质的咽炎患者，应注重中医辨证整体调整，辅以中成药的局部治疗，从而达到更好的效果。

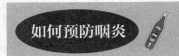

如何预防咽炎

✚ 注意保暖防寒，改善工作、生活环境，避免粉尘和有害气体的长期刺激。

➕ 清淡有营养的饮食。

➕ 戒除烟酒。

➕ 要注意锻炼，增强体质。

➕ 减少对咽部的不良刺激，彻底治疗口腔、鼻腔的慢性炎症。

➕ 保护嗓子，减少长时间的谈话。

小贴士

慢性咽炎反复发作，平素需注意减少诱发咽炎加重的内外因素，在医生指导下间断应用护咽中药调理，如中药茶饮等方法，但也需因人而异、辨证施治。

肺炎

案例叙述

　　王先生，58岁，5天前洗澡受凉后，出现寒战，体温高达40℃，咳嗽、咳痰，痰量不多，为白色黏痰，当天自服双黄连口服液，体温较前下降至38～38.5℃。昨日起患者咳嗽加重，痰量增多，咳黄色脓性痰，到医院查体温38.5℃，心率100次／分，咽部无充血，扁桃体不大，左上肺叩浊，语颤增强可闻湿啰音。化验血常规：白细胞 11.7×10^9/L，中性粒细胞79%，尿、便常规均正常。现在，患者体温波动在38～40℃，咳嗽，咳痰色黄，质黏稠成脓性，不易咯出，食欲不好，睡眠差，大小便正常。舌暗红苔薄白。

病情分析

　　该患者发病急，表现为寒战、高热、咳嗽、白黏痰，查体左上肺叩浊，语颤增强，可闻及湿啰音，化验血白细胞数增高，伴中性粒细胞比例增高，可初步诊断为左侧肺炎，要明确诊断，需要进一步行胸片检查。患者起病后寒战高热、咳嗽咳痰，为肺炎初起症状，口服双黄连口服液有效，之后病情加重，双黄连口服液不对症便无效了，需尽快去医院就诊。

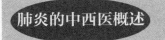
肺炎的中西医概述

1. 简单认识下肺炎。

　　肺炎是由各种致病因素引起的肺实质炎症的一种呼吸系统疾病，临床上主要表现为怕冷、发热、咳嗽、咳痰、胸痛等，但目前典型病例人数不到患病总人数的一半，在一些患者，尤其是年轻人多呈非典型、非急性表现，呼吸道症状不很明显，可能仅有发热；而老年患者由于原有疾病症状的掩盖及体质因素，可能仅仅表现为呼吸急促或者精神不好。根据X线表现一般将肺炎划分为大叶性肺炎、小叶性肺炎、支气管肺炎、间质性肺炎。肺炎最常见的病因就是感染，常常发生在婴幼儿、老年人和免疫功能低下的人群，然而根据感染的病原体不同，又可分为细菌、病毒、真菌、支原体、衣原体、立克次体、原虫等感染性肺炎，这种分类方法可以帮助我们选择相应的抗生素，比方说细菌感染的可以用抗生素，病毒感染的用抗生素就没有效果。当然，还有一些是由物理、化学及过敏等因素导致的。肺炎如果不能得到及时的有效控制，还会出现一些较重的并发症，如败血症、肺脓肿、脓胸、呼吸衰竭、中毒性心肌炎等。

中医认为平时体质虚弱，或者长期卧床，或者过度劳累，正气不足，卫外不固，再遇天气突然变化，受到外界邪气的侵袭，导致肺功能失常，是肺炎发生的主要原因。

2. 如何进行简单判断？

劳累、淋雨或其他诱因后数天内出现的咳嗽，咳痰，呼吸急促，并伴有高热，那么就应该考虑肺炎可能。到医院听诊呼吸音变粗，可闻及湿啰音，血常规提示白细胞或中性粒细胞增多，如果胸片有片状阴影，就可确立肺炎的诊断。

3. 中医如何区别病邪性质？

恶寒重，发热轻，痰清稀容易咯出，舌苔薄白，为风寒犯肺。

发热重，恶寒轻，咳痰黏稠或黄且难以咯出，口渴，总想喝水，苔薄黄，舌边尖红，为风热犯肺。

但热不寒，咳痰黄稠或加血丝，口渴喜冷饮，苔黄腻，为痰热袭肺。

高热，口渴引饮喜冷，大便秘结，苔黄燥或舌干灰黑，为肺热腑实。

1. 肺炎患者如何选用中成药？

肺炎大多数是由感染细菌和病毒引起，各种肺炎患者的表现有很多相似之处，例如，都有恶寒、发热、胸痛、咳嗽、咳痰、呼吸困难等症状，而且发病都比较急，所选用的中成药治疗也十分相似。

🞣 肺炎初起，出现恶寒发热、浑身酸痛、咳痰痰白或微黄、胸闷或隐痛、口渴等症状，属风热犯肺证，可选用银翘解毒片、银黄颗粒、板蓝根颗粒、双黄连口服液等中成药。

✚ 随着病情发展，咳嗽加重，咳痰色黄，成黏稠脓性痰或脓血痰，痰味臭秽，属痰热壅肺证，可以选用清肺抑火丸、清气化痰丸、复方鲜竹沥液清肺化痰止咳。

清肺抑火丸主要成分为黄芩、栀子、知母、浙贝母、黄柏、苦参、桔梗、天花粉、大黄等，清气化痰丸主要成分为黄芩（酒炙）、瓜蒌仁霜、半夏(制)、胆南星、陈皮、苦杏仁、枳实等，两者均用于痰热壅肺证，但两者在应用指征上还有不同，清肺抑火丸清肺热力量更强，适合于肺火更盛者，如兼见咽痛、咽干、大便干等症；而清气化痰丸化痰力量更强，适合于咳嗽、咳痰，痰黄质黏为主要症状者；复方鲜竹沥液主要成分鲜竹沥、鱼腥草、生半夏、生姜、枇杷叶等，清热化痰，止咳，用于痰热咳嗽，痰黄黏稠，常配合上述两药使用。

✚ 对于病情较重，出现高热抽筋者，可加用紫雪丹，以镇痉开窍、清热解毒。

紫雪丹主要由石膏、寒水石、磁石、滑石、犀角、羚羊角、木香、沉香、元参、麝香、朱砂等 16 味药物配制而成。具有清热解毒，镇痉息风，开窍定惊功效。用于高热烦躁，抽风痉厥、口渴、唇焦，小便黄，大便不通。

✚ 在肺炎后期，如有低热不退，咳嗽多汗，口渴咽干，手足心热，精神疲乏，气短这些症状，属气阴两伤证，可选用百合固金口服液、养阴清肺丸等益气养阴中成药。

百合固金口服液：由百合、地黄、熟地黄、麦冬、玄参、川贝母、当归、白芍、桔梗、甘草组成。具有养阴润肺，化痰止咳的功能，用于肺肾阴虚，燥咳少痰，痰中带血，咽干喉痛。

养阴清肺丸：由地黄、麦冬、玄参、川贝母、白芍、牡丹皮、薄荷、甘草组成。具有养阴润燥，清肺利咽的功能，用于阴虚肺燥，咽喉干痛，干咳少痰。

2. 如何应对肺炎所致的咳嗽？

✚ 对于干咳无痰，咳嗽剧烈影响正常生活休息的患者，可适当应用一些镇咳药物，包括通过抑制咳嗽中枢发挥镇咳作用的药物，如可待因，还有通过抑制咳嗽反射过程中某一环节发挥作用的镇咳药物，如复方甘草合剂。

✚ 对于痰多的患者，切忌乱用止咳药物，这需要从痰与咳嗽的关系说起。人的气管和支气管黏液上经常分泌少量液体，用以湿润黏膜和黏附空气中的灰尘及微生物。正常人每天都要分泌 100ml 左右，生长在气管黏膜上皮细胞的纤毛不断地向外扇动，将气管的分泌液扇到咽腔，随唾液吞咽进入胃，通常无咳嗽。然而，当气管和支气管受到刺激，甚至发炎，则分泌液大量增加，已非上皮细胞纤毛所能扇走，则形成痰液。可以说痰液就是呼吸道的垃圾，里面包含着我们自身分泌的黏液，吸进肺里的灰尘、烟尘、细菌、病毒，以及呼吸道和肺里的脱落细胞、坏死组织、血球、脓性物等，借以通过咳嗽的动作咳出来。如果此时应用镇咳类药物，不能通过咳嗽将痰液排出来，那么痰液留在气管内则会堵塞气道，引起呼吸不畅，甚至窒息，日久还会腐蚀气道管壁，引起支气管扩张的毛病。所以，针对痰多患者应该合理应用祛痰药，常用的主要有蛇胆川贝口服液、橘红丸、祛痰止咳颗粒等。

蛇胆川贝口服液：主要成分为蛇胆汁、平贝母，辅料为杏仁水、薄荷脑、苯甲酸钠、蔗糖、蜂蜜。具有祛风止咳，除痰散结功效。主要用于肺热咳嗽，痰多，气喘，胸闷，咳痰不爽或久咳不止。

橘红丸：由化橘红、陈皮、半夏（制）、茯苓、甘草、桔梗、苦杏仁、浙贝母、麦冬等15味中药组成，具有健脾化痰、清肺止咳之功效。用于痰热咳嗽，痰多者。

祛痰止咳颗粒：由党参、水半夏、芫花、甘遂、紫花杜鹃、明矾等组成，具有健脾燥湿，祛痰止咳之功效。用于痰多、咳嗽、喘息等症。

✚ 对于伴有呼吸急促喘憋的患者，则应选用苏子降气丸降气平喘止咳。

苏子降气丸：主要成分为紫苏子（炒），厚朴，前胡，甘草，姜半夏，陈皮，沉香，当归。用于治疗痰涎壅积、气不下降所致的咳嗽气喘。

3. 中成药是不是不像抗生素一样有耐药性及副作用？

现在越来越多的人开始意识到抗生素的耐药性及其副作用，但觉得中成药没有任何副作用，可以长期吃，甚至为了增加疗效自己加大剂量吃。然而，"是药三分毒"，尤其治疗肺炎的中成药，往往含有较多的清热解毒类药物，清热解毒类药性味苦寒，用的得当可以直接使热清火降，但这类药物因其苦寒而易败胃伤脾，不宜过量及过久使用，需要严格按照药品说明书或者医生的医嘱服药，应当中病即止，掌握好一个"度"，也就是用药的"剂量"与"疗程"。如牛黄解毒片是大家比较熟悉的一种中成药，具有良好的清热解毒、泻火通便的作用，但用之过量或过久，可致大便稀溏而损伤正气；突然停药，又可能会发生大便秘结的现象。

4. 如何判断用药后的效果？

用药治疗后48～72 h应对病情和诊断进行评价。

✚ **有效治疗反应表现为**：体温下降，咳嗽、咳痰等呼吸道症状改善。白细胞恢复正常，胸片上斑片影吸收会较迟。

✚ **治疗无效**：初始治疗 72 h 后症状无改善或一度改善复又恶化。

5. 肺炎时应用中成药有哪些注意事项？

✚ 服用 1 周病证无改善，应停止服用，去医院就诊。

✚ 服药期间，若体温超过 38℃，或出现喘促气急、咳嗽加重，痰量明显增多者应到医院就诊。

✚ 服药期间，忌食辛辣刺激、过于油腻的饮食。

如何预防肺炎

✚ 平时注意防寒保暖，遇有气候变化，随时更换衣着，体虚易感者，可常服玉屏风散之类药物，预防发生外感。

✚ 戒烟，避免吸入粉尘和一切有毒或刺激性气体。

✚ 加强体育锻炼，增强体质。

✚ 进食或喂食时，注意力要集中，要求患者细嚼慢咽，避免边吃边说，食物呛吸入肺。

小贴士

肺炎患者的饮食调理。

（1）宜多吃（喝）：①流质，尤其是果汁；②新鲜水果和蔬菜；③鱼、蛋和其他富含维生素A的食物。

（2）不宜吃（喝）：①油腻的食物；②辛辣刺激的食物。

感冒

案例叙述

　　李女士，21岁。出差途中劳累，吃辣较多，3天前因受凉后出现鼻塞，咽痛，当时测体温37.3℃，怕冷，流清涕，喷嚏，全身酸痛，自服感冒清热冲剂。现稍怕冷，体温正常，喷嚏，鼻涕时而清稀，时而白黏，咽痛，全身酸痛，稍咳嗽，咳少量白黏痰，口渴，较平素喜饮水，小便黄，大便略干，每日1次。

病情分析

　　从上面描述来看，西医诊断为上呼吸道感染，中医诊断为感冒。稍怕冷，喷嚏，鼻涕清稀，全身酸痛，是感受风寒的表现。鼻涕有时白黏，咽痛，稍咳嗽，咯白黏痰，口渴，较平素喜饮水，小便黄，大便略干是内热症状。所以李女士的感冒应该属于表寒里热型。治疗既要解表散寒，又要清解里热。可以继续服用感冒清热冲剂，但清里热的力量不够，可以加上板蓝根冲剂和双黄连口服液。目前不建议服用抗生素，因为感冒大多由病毒引起，且目前体温不高，如果服药后咽痛仍明显，可去医院查白细胞，如果增高，提示合并有细菌感染，可以用抗生素。应注意休息，多饮水，饮食清淡。

感冒的中西医概述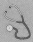

1. 怎样区别风寒、风热、暑湿、表寒里热型感冒？

　　中医认为感冒病因是人体感受风、寒、暑、湿、燥、火等外邪。气候异常，人则易患感冒，比如夏天暑热太重，梅雨时节太过潮湿，秋天过于干燥，冬天过于寒冷，春天应暖而寒，冬季应寒而暖等。在寒温失调、过度劳累、情绪紧张、起居不规律等情况下，人体抵御外邪侵袭的功能失调，邪气便可乘虚侵袭导致感冒。所以感冒又分为风寒，风热，暑湿，表寒里热等类型，不同的类型应当采用不同的治法和药物。

　　如果出现鼻塞声重，喷嚏，流清涕，咽痒不痛，咳嗽，痰清稀色白，恶寒，无汗，头痛，肢节酸痛等症状，是风寒感冒。

如果自觉发热明显（不一定体温高），稍感恶寒，头痛，鼻塞，流浊涕，口干口渴喜饮水，小便黄，咽喉红肿疼痛，咳嗽，痰白黏或黄等症状，是风热感冒。

如果夏季出现自觉发热，头昏重胀痛，身重倦怠，心烦口渴，恶心欲呕，舌苔厚腻，纳呆，或尿黄等症状，是暑湿感冒。

如果既有恶寒，无汗，头身痛等风寒症状，又见心烦口渴，咽痛，咳嗽，痰白黏或黄，小便黄，大便干等内热症状，就是表寒里热感冒。

2. 为什么不能轻视感冒的治疗和调养。

感冒后如果不能把侵袭人体的外邪驱散干净，或治疗及调养不得当，可使疾病迁延不愈或邪气入里，变生很多疾病，比如慢性支气管炎、急性肾小球肾炎、病毒性心肌炎、肺炎、免疫方面的问题等。所以得了感冒一定要合理治疗及调养。

3. 治疗和调养感冒的几个误区。

常有人认为感冒就是上火了，一味用过于苦寒而没有发散外邪作用的药物，"冰伏邪气"，使邪气难以往外驱散。另外一个常见的误区是不少人感冒后吃抗生素。抗生素是对抗细菌感染的，感冒大多数是由于病毒感染所致，所以使用抗生素不合适。而且病毒感染一般白细胞就偏低，用上抗生素可能会进一步降低。当然一部分感冒是由细菌感染引起的，或者病毒合并有细菌感染，这时抗生素才是有效的。还有人认为，感冒了跑跑步打打球，出一场大汗就好了，其实这样很不可取。锻炼身体，增强抵抗力，应该是在平时，一旦感冒了，则应当注意休息，保证睡眠，避免剧烈运动。

另外还应该注意饮食要清淡，适量增加温水和蔬菜水果的摄入。有一些治疗慢性病的药物可能需要暂时停服，如补益类的药物、膏方等，这些药物可能会影响邪气往外驱散，不利于感冒康复。可以在咨询医生的情况下，待感冒痊愈后再继续服用。

4. 怎样区别普通上呼吸道感染和流行性感冒。

普通上呼吸道感染，大多数是由病毒引起的，主要病毒类型如鼻病毒、腺病毒、副流感病毒、呼吸道合胞病毒、冠状病毒等。而流行性感冒（简称流感）是由流感病毒引起的，流感病毒又分为甲、乙、丙三型。甲型流感容易发生暴发、流行，甚至大流行；乙型流感可呈暴发或小流行；丙型流感多为散发。如果是流行性感冒，症状会比普通上呼吸道感染重，而且要复杂，体温会比较高，一般冬季和初春多发，且同时期会有很多患者表现出相似的症状，呈现出流行性的特点。每年秋末接种流感疫苗，就是要预防这类感冒。由于流感病毒经常会发生变异，所以每年都要重新接种疫苗，才能对当年的流感起到预防的作用。

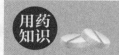

1. 风寒感冒常用哪些中成药？

风寒感冒应采取辛温解表，宣肺散寒的方法。可选用含荆芥、紫苏叶、葱白、生姜、防风、羌活等药物的中成药。如感冒清热颗粒、感冒软胶囊等。

感冒清热颗粒主要成分为荆芥穗、薄荷、防风、柴胡、紫苏叶、葛根、桔梗、苦杏仁、白芷、苦地丁、芦根。荆芥穗、防风、柴胡、紫苏叶、白芷等主要是疏风散寒的，薄荷、柴胡、葛根、苦地丁、芦根是发散风热的。除了苦地丁药性苦寒明显，其他药的寒热性质都不属于大热大寒，一般主要的药物写在前面，总的来讲是以疏风散寒为主的。所以有疏风散寒，解表清热功效。主要用于风寒感冒，头痛发热，恶寒身痛，鼻流清涕，咳嗽咽干。一般风热感冒热象不明显时也可以选用。

2. 风热感冒常用哪些中成药？

风热感冒应采取辛凉解表，清肺透邪的方法。可选用含金银花、连翘、板蓝根、淡竹叶、薄荷、牛蒡子、芦根、黄芩、生石膏等药物的中成药。如银翘解毒颗粒、羚翘解毒丸、双黄连口服液、复方双花口服液、柴银口服液等。

3. 流感常用哪些中成药？

金花清感颗粒主要成分为金银花、浙贝母、黄芩、牛蒡子、青蒿等。有疏风宣肺，清热解毒功效。用于外感时邪引起的发热，恶寒轻或不恶寒，咽红咽痛，鼻塞流涕，口渴，咳嗽或咳而有痰等。连花清瘟胶囊主要成分为连翘、金银花、炙麻黄、炒苦杏仁、石膏、板蓝根、绵马贯众、鱼腥草、广藿香、大黄、红景天、薄荷脑、甘草等。

有清瘟解毒，宣肺泄热功效。用于治疗流行性感冒属热毒袭肺证，症见发热或高热，恶寒，肌肉酸痛，鼻塞流涕，咳嗽，头痛，咽干咽痛等。

 ## 4. 暑湿感冒常用哪些中成药？

暑湿感冒应采取清暑祛湿解表的方法。可选用含金银花、连翘、香薷、藿香、佩兰、厚朴、扁豆、荷叶、芦根等药物的中成药。如藿香正气软胶囊、藿香正气水等。

藿香正气软胶囊有解表化湿，理气和中的功效，用于外感风寒、内伤湿滞或夏伤暑湿所致的感冒，症见头痛昏重、胸膈痞闷、脘腹胀痛、呕吐泄泻，胃肠型感冒见上述证候者。藿香正气软胶囊是由藿香正气水改革工艺制成的产品，两者药效相似。藿香正气软胶囊易服用，携带方便，不含乙醇，适用于忌酒与不饮酒患者。藿香正气水，口感较差，药效快但比较峻猛，小儿和年老体虚者应慎服，对乙醇过敏者应改用其他剂型。

5. 表寒里热感冒怎样选用中成药？

表寒里热感冒，临床中很常见。比如开始是由于受凉表现为风寒感冒的症状，经过几天风寒入里化热了，而外表的风寒还没有完全驱散，可以形成表寒里热；再如平素体热的人，感受了风寒，也可以表现为表寒里热。治疗这型感冒，既要解表散寒，又要清解里热。可以在服用感冒清热颗粒等疏散风寒药的同时，适当配合板蓝根冲剂、双黄连口服液等清除体内的积热。

其实有不少感冒药成分中既有散寒的，也有清热的。解热感冒片成分中有荆芥穗、防风、白芷、柴胡、葛根、薄荷、蒲公英、板蓝根、苦地丁、黄芩、芦根、玄参、苦杏仁、甘草。荆芥穗、防风、白芷等散寒，板蓝根、苦地丁、黄芩等清热，用于外有风寒，见头痛、鼻塞流涕、怕冷发热，内有郁热而咳嗽音哑，咽喉干痛。

防风通圣丸成分有防风、荆芥穗、薄荷、麻黄、大黄、芒硝、栀子、滑石、桔梗、石膏、川芎、当归、白芍、黄芩、连翘、甘草、炒白术等。防风、荆芥穗、麻黄等解表散寒，大黄、芒硝、栀子、石膏、黄芩、连翘等清热解毒通便。此方有解表通里，清热解毒的功效。用于外寒内热，表里俱实，恶寒壮热，头痛咽干，小便短赤，大便秘结，风疹湿疮。就是平素体质比较壮实之人，病后恶寒，无汗，头身痛等风寒症状明显，又感觉身热火大，心烦口渴，咽干痛，小便黄，大便干等内热症状。

6. 服用感冒药常需要注意哪些问题？

感冒后消化功能弱，原则上应该吃清淡易消化的食物，烟酒均不利于感冒康复。滋补性药物一般都有收敛、滋腻、温热等作用，不利于感冒邪气往外驱散，可能使感冒迁延难愈，甚至变生其他疾病，如果正在服用，病情允许应考虑暂停，待感冒痊愈后继服。糖尿病患者可以选用无糖型制剂。有严重慢性基础病的人感冒时，要注意可能会诱发这些疾病加重，如正在服用西药，为避免药物相互作用，一般中西药物间隔一小时服用较为稳妥。体温过高可能不是感冒，而需要除外其他可能，即使是感冒，单纯服用某一种药可能就不合适了。大家不是中医专业人士，首先诊断不一定对，选药可能不合适，或者病情会发生变化，所以服药3天后或服药期间症状无改善，或症状加重，或出现新的严重症状如胸闷、心悸等应立即停药，并去医院就诊。

小贴士

哪些情况不能轻易按感冒对待，而应及时就医？

一些较为严重的疾病初期症状跟感冒很相似，如"感冒"时体温超过38℃，或出现严重咳嗽、咳痰量多、甚至引起胸痛；或伴有尿频、急、涩、痛；或伴有眼睑浮肿、尿液异常；或有胸闷、心慌；或腹泻、腹痛、大便异常等，要及时到医院就诊排除其他疾病。

慢性咳嗽

马女士，36岁。过敏性鼻炎史5年，遇凉风或异味后频繁打喷嚏，流清涕，秋季症状明显。曾查过敏原，对螨虫、秋季花粉、动物毛屑等过敏。2年来反复咳嗽，症状时轻时重，查两次X线胸片，提示未见异常或肺纹理稍增重。半个月前家里购买了一只宠物狗，咳嗽明显加重，夜间咳嗽影响睡眠，凌晨时咳嗽加重，自服抗生素3天症状不缓解，去医院呼吸科做了一个支气管激发试验是阳性，诊断为咳嗽变异性哮喘，给开了顺尔宁口服和舒利迭吸入剂，症状有改善。不想长期用激素，想寻求中医治疗。现在咳嗽，咳少量白黏痰，咽干痒不适，夜间时有咳嗽，对睡眠稍有影响，流清涕，喷嚏，大便正常，小便黄，饮食比较正常。

案例叙述

从上面描述来看，马女士患的是咳嗽变异性哮喘。如果当初做一下血常规检查，可能白细胞总数不高，而嗜酸粒细胞比例增高，这提示身体有过敏的情况存在。她没有细菌感染情况，不是抗生素的适应证，所以吃抗生素没有效果。顺尔宁和舒利迭是西医常用来治疗咳嗽变异性哮喘的药物，一般疗效不错，但很多人顾虑长期服用西药的副作用，特别是舒利迭含有激素成分，治疗中递减激素过程比较慢，停药后可能症状反复。中医治疗在改善过敏体质，帮助较快减量以至停用西药上有一定优势。目前可以由医生开中药汤剂治疗，待症状缓解后服用中成药巩固疗效。

病情分析

慢性咳嗽的中西医概述

1. 咳嗽多久可以诊断慢性咳嗽？

咳嗽通常按时间长短分为3类：急性咳嗽、亚急性咳嗽和慢性咳嗽。急性咳嗽＜3周，亚急性咳嗽为3～8周，慢性咳嗽＞8周。所以如果咳嗽超过2个月，就要考虑可能是慢性咳嗽了。

2. 慢性咳嗽的病因有哪些?

急性咳嗽的病因相对简单,普通感冒、急性支气管炎是急性咳嗽最常见的疾病。亚急性咳嗽最常见的原因是感染后咳嗽,其次为上气道咳嗽综合征、咳嗽变异型哮喘等。慢性咳嗽的常见病因有四个:咳嗽变异型哮喘、上气道咳嗽综合征、嗜酸粒细胞性支气管炎和胃食管反流性咳嗽,这些病因占呼吸内科门诊慢性咳嗽病因的70%～95%。

 ## 3. 咳嗽变异型哮喘是哮喘吗?

咳嗽变异型哮喘是一种特殊类型的哮喘,咳嗽是其唯一或主要临床表现,无明显喘息、气促等症状或体征,但有气道高反应性。症状主要表现为刺激性干咳,通常咳嗽比较剧烈,夜间咳嗽明显是重要特征,可以反复出现,有多年类似病史,感冒、冷空气、雾霾、灰尘、油烟等容易诱发或加重咳嗽。诊断的原则是综合考虑临床特点,常常吃了不少感冒药、抗生素但治疗无效。医生会建议做肺功能检查,根据病情选择支气管激发试验或支气管舒张试验,如果是阳性,一般可以诊断是咳嗽变异型哮喘。

 ## 4. 上气道咳嗽综合征是怎么回事?

由于鼻部或咽喉部疾病引起的咳嗽。由于鼻部疾病引起分泌物反流鼻后和咽喉等部位,直接或间接刺激咳嗽感受器,导致以咳嗽为主要表现的综合征被称为鼻后滴流综合征。除了鼻部疾病外,还常与咽喉部的疾病有关,如过敏性或非过敏性咽炎、喉炎、咽喉部新生物、慢性扁桃体炎等。

鼻后滴流综合征除咳嗽、咳痰外,可表现鼻塞、鼻腔分泌物增加、频繁清嗓、咽后黏液附着、鼻后滴流感。过敏性鼻炎表现为鼻痒、打喷嚏、流水样涕、眼痒等。鼻-鼻窦炎表现为黏液脓性或脓性涕,可有疼痛(面部痛、牙痛、头痛)、嗅觉障碍等。过敏性咽炎以咽痒、阵发性刺激性咳嗽为主要特征。非过敏性咽炎常有咽痛、咽部异物或烧灼感。如咳嗽具有季节性或提示与接触特异性的过敏原(如花粉、尘螨)有关,可进行过敏原检查。

5. 胃食管反流性咳嗽是怎么回事?

因胃酸和其他胃内容物反流进入食管,导致以咳嗽为突出表现的临床综合征,属于胃食管反流病的一种特殊类型。除胃酸外，少数患者还与胆汁反流有关。典型反流症状表现为烧心（胸骨后烧灼感）、反酸、嗳气等。部分胃食管反流引起的咳嗽伴有典型的反流症状，但也有不少患者以咳嗽为唯一的表现。咳嗽大多发生在日间和直立位，干咳或咳少量白色黏痰。进食酸性、油腻食物容易诱发或加重咳嗽。患者有明显的进食相关的咳嗽，如餐后咳嗽、进食咳嗽等。抗反流治疗后咳嗽消失或显著缓解。

6. 慢性咳嗽需要做 X 线胸片检查吗？

咳嗽时间较久，医生都会建议做一个 X 线胸片检查，X 线胸片是慢性咳嗽的常规检查，X 线胸片如无明显病变，才考虑属于慢性咳嗽。如果发现明显病变，根据病变特征选择相关检查，比如胸部 CT 检查等，以除外慢性支气管炎、支气管扩张症、气管 - 支气管结核、肺间质纤维化、支气管肺癌等疾病。

7. 慢性咳嗽中医常见哪些证型？

咳嗽证型比较复杂，常见的有以下几个证型：

风邪犯肺型。症状特点：咳嗽，痰少或没什么痰，对冷空气、异味等因素敏感，可诱发或加重症状，或常有过敏性鼻炎的病史，或有慢性咽炎病史，类似情况可能反复发作，有可能在某个季节症状明显。

肝火犯肺型。症状特点：咳嗽阵作，逆呛声嘶，咽喉不利，痰滞咽喉感，往往咳嗽轻重随情绪波动而有增减，可有性情急躁等肝火症状。

肺阴亏虚型。症状特点：咳嗽日久，干咳少痰或没什么痰，咽干口燥，或有大便干，舌红舌苔少，或有盗汗，手足心热、心烦的症状。一般形体偏瘦的人容易肺阴不足，中医有瘦人多阴虚，多火旺的说法。

肺热痰阻型。症状特点：咳嗽，咯痰白黏或变黄了，不大容易咳出来，自觉身热（不一定体温高），或有咽喉肿痛，口干舌燥，大便偏干，小便色黄，舌质发红，舌苔黄。

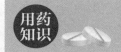

用药知识

1. 慢性咳嗽什么时候可以选用苏黄止咳胶囊?

苏黄止咳胶囊主要成分有麻黄、紫苏叶、地龙、蜜枇杷叶、炒紫苏子、蝉蜕、前胡、炒牛蒡子、五味子。有疏风宣肺、止咳利咽的功效。用于风邪犯肺、肺气失宣所致的咳嗽。

2. 慢性咳嗽什么时候可以选用羚羊清肺丸?

羚羊清肺丸主要成分有浙贝母、桑白皮、前胡、麦冬、天冬、天花粉、地黄、玄参、石斛、桔梗、枇杷叶、炒苦杏仁、金果榄、金银花、大青叶、栀子、黄芩、板蓝根、牡丹皮、薄荷、甘草、熟大黄、陈皮、羚羊角粉等。有清肺利咽,清瘟止嗽的功效。用于肺热盛的咳嗽。

3. 慢性咳嗽什么时候可以选用养阴清肺丸?

养阴清肺丸主要成分有地黄、麦冬、玄参、川贝母、白芍、牡丹皮、薄荷、甘草等。有养阴润燥,清肺利咽的功效。用于阴虚肺燥的证候。症状特点:咳嗽日久,干咳少痰或无痰,咽喉干痛,口干。选用该药要注意,感冒咳嗽初期,有时也有痰少、咽干、口燥等症状就不适合使用,有外感症状时,比如还有鼻塞流涕等症状,这时应该往外宣散,因为此方基本是养阴润肺的药物,有滋腻收敛的作用,不利于往外散邪。一般都是咳嗽时间比较久的才适用。

4. 慢性咳嗽什么时候可以选用鹭鸶咳丸?

鹭鸶咳丸由麻黄、细辛、牛蒡子、生石膏、天花粉、栀子、青黛、苦杏仁、紫苏子、瓜蒌皮、射干、蛤壳、白芥子、甘草、麝香、牛黄等组成。方中以麻黄、细辛、牛蒡子宣通肺气;以牛黄、生石膏、天花粉、栀子、青黛、射干、甘草清肺热,解疫毒,利咽喉;以苦杏仁、紫苏子、瓜蒌皮、白芥子、蛤壳降逆豁痰平喘;以麝香芳香走窜之性,加强肺窍宣通之力。诸药相伍,具有宣通肃降,化痰平喘功效。该药虽然是治疗小儿百日咳的专用成药，但从药物组成和临床经验看，治疗肝火犯肺型慢性咳嗽比较合适，成人可适当加大用量使用。

 ## 5. 慢性咳嗽还有哪些中成药可以选用？

二母宁嗽丸主要成分有川贝母、知母、石膏、炒栀子、黄芩、桑白皮、瓜蒌子、茯苓、陈皮、炒枳实、五味子、炙甘草等。有清肺润燥，化痰止咳功效。用于燥热蕴肺所致的咳嗽，症状特点：久咳不止、痰黄而黏不易咳出、声哑喉痛、甚则胸闷气促、大便干、小便黄。

对于鼻部或咽喉部症状比较明显的咳嗽，可以与过敏性鼻炎、鼻窦炎、慢性咽炎等病参照选用中成药。胃食管反流性咳嗽，可以与反酸等病参照选用中成药。

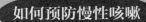
如何预防慢性咳嗽

 ## 1. 慢性咳嗽饮食起居应该注意哪些问题？

慢性咳嗽应忌烟、酒及辛辣、生冷、油腻食物，适量多吃新鲜蔬菜水果。应该避免一些容易引起过敏的食物，就是老百姓常说的发物，如鱼虾蟹等海鲜，羊肉，芒果、菠萝等水果，香菜、蒿子秆等香窜的蔬菜等，要吃鱼的话可选择淡水鱼。如果是胃食管反流性咳嗽，还要注意饮食习惯，饮食宜清淡易消化，避免刺激性食物。避免冷热空气强烈刺激，注意居室清洁，清扫时减少灰尘泛起，选择空气清新的时段地点进行锻炼，环境污染严重时注意防护，减少室外活动，避免被动吸烟。对动物毛屑过敏的人家里不要养宠物，居室尽量使用棉麻制品。

 ## 2. 哪些咳嗽应该去医院就诊？

有支气管扩张、肺脓疡、慢阻肺、肺心病、肺结核等基础呼吸系统疾病，出现咳嗽时应去医院就诊，以免贻误治疗时机。有心、脑、肾等其他系统基础疾病的患者，要注意咳嗽与这些疾病之间的相互关系，以及用药之间的影响，应该及时就诊。咳嗽日久应该就诊，做相关必要的检查，以免漏诊一些疾病。自服药物几天症状仍无缓解，可能不对证，应去医院就诊。服药期间，若发生体温升高，或出现喘促气急，或咳嗽加重、痰量明显增多等病情变化，应去医院就诊。

小贴士

服降压药可能引起慢性咳嗽吗？

有一类降压药叫血管紧张素转化酶抑制剂（ACEI），常用的有洛丁新，咳嗽是服用 ACEI 类降压药物的常见不良反应，发生率为 10%～30%，占慢性咳嗽病因的 1%～3%。停用 ACEI 类降压药物后咳嗽缓解可以确诊。通常停药 4 周后咳嗽消失或明显减轻。

哮喘

案例叙述

　　王女士，28岁，1个月前于淋雨后出现发热、怕冷、咳嗽、咳痰，服用抗生素3天后热退，咳嗽、咳痰逐渐加重，夜间明显，偶可听见咽喉部发出高调的声音，近日来，胸闷憋气明显，夜间不能平卧，咽喉部发出的声音加大，咳嗽，咳痰，色黄，质黏，口干，大便干，舌质发红，舌苔表面像是铺了一层黄色的油腻的黏液样东西，到医院检查肺功能，其结果符合哮喘的表现。

病情分析

　　结合王女士的病史和现在的症状，加之肺功能的表现，哮喘的诊断成立。王女士平常肺气不足，感受外邪，未能及时清除外邪，邪气入里，侵袭入肺，影响了肺的正常功能，不能产生了痰液，肺气的升降也出现问题，肺气不降反升，而痰液随肺气上逆，这样在咽喉部就能听到高调的声音，邪气郁久化热，这时痰色发黄，并且质黏较难排出。综合舌脉考虑王女士的病属于中医哮病中的热哮。

哮喘的中西医概述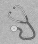

1. 什么是哮喘？

　　哮喘是由多种细胞参与的慢性气管炎症，可引起反复发作的喘息、胸闷、气促和（或）咳嗽等症，多于凌晨和（或）夜间发生和加重。在发作前可有先兆症状如鼻塞、打喷嚏、眼痒等，发作严重者可出现严重呼吸困难。哮喘症状可在数分钟内发作。有些症状轻者可自行缓解，但多数需积极治疗。中医叫做哮病，认为肺脏功能受损，部分痰液留在肺脏不能及时排除，遇诱因引发，宿痰随肺气上逆，痰随气升，可见突然发作的痰鸣气喘。

2. 如何简单判断自己得了哮喘？

　　如果见到反复发作的喘息、胸闷或咳嗽，并且可以找到明确的诱因如接触冷空气、化学性刺激气味以及感冒、剧烈运动等，这些症状可经治疗缓解或自行缓解，再除外其他可以引起上述症状的慢性疾病，这样就应该考虑得了哮喘了，需要到医院进一步检查支气管激发试验或运动试验、支气管舒张试验或呼气峰值流速昼夜变异率等以明确诊断。

3. 引起哮喘的常见原因？

哮喘常因以下因素激发：吸入尘螨、花粉、动物毛屑或化学气体等，呼吸道的反复感染，食入易过敏食物如鱼类、虾蟹、牛奶等，气候和环境的急剧变化，紧张不安或情绪激动等精神因素，剧烈的运动，某些药物如普萘洛尔等也可引起哮喘发作。

4. 中医认为哮病的发病机制是什么？

哮病是由于一些诱因诱发的，这些诱因常见的有外部因素，如受凉、吸入花粉、烟尘，使得肺脏输布津液的功能下降，聚而成痰；还有因为饮食因素，如食物过冷、过生、过于油腻或者食用海鲜，影响到脾的运化功能，水湿不化聚而生痰；也有因为情绪因素，如生气可以伤及人体肝脏，气郁过久可以化火，使得津液变得黏稠而成痰。上述原因产生的痰液停留在肺时间久了被称为宿痰，并且影响到了肺气正常的运行，宿痰随肺气上逆，导致哮病发作。

5. 哮病证型的简单区分。

哮病不发作的时候，称作缓解期，哮病因为各种诱因而发作期间，称作发作期。在发作期如果见到痰清稀而多泡沫，口不渴，舌苔色白，舌苔表面水分较多，则考虑证型为寒哮；如果见到面色发红，痰色黄质黏稠，不易咳出，口渴，心烦，舌苔色黄，舌苔表面像是铺了一层黄色的油腻的黏液样东西，则考虑证型为热哮。在缓解期的时候，由于哮病的反复发作，使得人体的正气不足，又因为人体的个体差异，可表现为肺、脾、肾虚的不同。

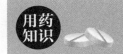

1. 哮喘患者何时可以选用小青龙颗粒或苓桂咳喘宁胶囊、蠲哮片?

小青龙颗粒主要成分为麻黄、桂枝、干姜、细辛、法半夏、白芍等, 苓桂咳喘宁胶囊主要成分茯苓、桂枝、白术(麸炒)、法半夏、苦杏仁、桔梗、生姜等, 两者都可以用于治疗寒哮, 当见到呼吸急促, 咽喉部位可以听到随呼吸而发出的鸣响, 咳痰, 量多, 易咳出, 口不渴等症状时可以应用; 但两者在应用指征上还有不同, 小青龙颗粒因为散寒、温化水湿力量大, 所以更适合具有发热、怕冷、痰液清稀者, 而苓桂咳喘宁胶囊健脾祛湿力量大, 更适合咳痰色白量多者。因为两者药性偏于温热, 见有咽喉肿痛, 手脚心发热者禁用。

蠲哮片主要成分为葶苈子、青皮、陈皮、黄荆子、槟榔、大黄、生姜。有泻肺除壅, 涤痰祛瘀, 利气平喘的功效。用于哮喘急性发作期热哮痰瘀伏肺证, 症见气粗痰涌、痰鸣如吼、咳呛阵作、痰黄稠厚。需要注意的是: 孕妇及久病体虚、脾胃虚弱便溏者禁用。服药后如出现大便偏稀、轻度腹痛, 属正常现象, 可继续用药或减少用量。

2. 哮病缓解期可以使用的中成药有哪些?

平时见到气短, 说话间常觉得气不够用, 说话声音低, 可有咳痰清稀色白, 醒时经常不活动也汗出, 稍事活动出汗更多, 怕风吹, 容易感冒, 这属于肺虚, 可以选用玉屏风颗粒治疗。玉屏风颗粒主要成分黄芪、白术、防风, 益气, 固表, 止汗。用于肺气不足, 白天不活动也汗出, 怕风, 或易感者。

如果见到身体疲乏易累, 连说话都觉得累, 每顿饭吃的比较少, 肚子常觉得胀胀的不舒服, 但按着不疼, 大便有点稀, 面色发黄, 这属于脾虚, 可以选用六君子丸治疗。六君子丸主要成分党参、白术、茯苓、半夏、陈皮等, 起到补脾益气, 燥湿化痰的功效, 服用本方, 可使脾胃功能加强, 增加食欲, 使得人体五脏能够获得充分营养。

平常气短, 呼吸急促, 活动后加重, 吸气的时候感觉比较困难, 颧部发红, 心烦，自觉身体发热，腰酸腿软，这属于肾虚，可以选用七味都气丸治疗。七味都气丸主要成分五味子、山茱萸、茯苓、牡丹皮、熟地黄、山药、泽泻，起到滋补肾阴，补益肾气的作用，服用本方可补肾阴，使得腰酸腿软，心烦等症得以减轻，还可恢复肾功能，使得呼吸表浅，动则气喘的症状得以改善。

3. 如何通过分析中成药的药物组成来选用适合自己的中药?

中成药的品种在不断的变化中，如何判断一种治疗哮喘的新药是否适合自己服用，这已经成为患者需要掌握的一种技能，因为大家经常可能遇到这样一种情况，周围的热心人常会向你推荐特效药，但吃与不吃需要自己来判断。

寒哮应该采用温肺散寒，化痰平喘的治疗原则，可以选用含有麻黄、干姜、细辛、半夏、杏仁、苏子等药的中成药；热哮应该采用清热宣肺，化痰定喘的治疗原则，可以选用含有黄芩、桑白皮、石膏、知母、葶苈子、鱼腥草、海蛤壳等的中成药。

4. 服用治疗哮喘的中成药有哪些事项应该注意?

首先在治疗疾病期间，一般在饮食上和生活方式上都应注意忌烟、酒及辛辣、生冷、油腻食物；其次不要同时服用多种功效相近或相反作用的中成药，除非有医生处方的；另外如果是患有支气管扩张、肺脓疡、肺心病、肺结核等原发病的患者出现症状时应及时去医院就诊。

5. 哪些药物可能诱发哮喘发作?

引起哮喘发作的药物有很多，其中以解热止痛类药物、β-受体阻断剂、抗生素类、含碘造影剂和蛋白制剂等较为常见。解热止痛类药物主要包括阿司匹林和各种非甾体类抗感染药物，如复方阿司匹林（APC）、去痛片（索密痛）、对乙酰氨基酚，布洛芬（芬必得）等，多在用药 2h 内出现症状；β-受体阻断剂如普萘洛尔，阿替洛尔和美托洛尔等，可使支气管平滑肌收缩而增加呼吸道阻力，故支气管哮喘疾病患者应用该类药物，有时可加重或诱发哮喘的急性发作，值得注意的是据报告既往无心肺疾患的人应用较大剂量普萘洛尔也可发生哮喘，另外对于易感患者即使只是使用 0.5% 噻吗洛尔滴眼液（非选择性的 β-肾上腺素能受体阻滞剂）也会诱发严重支气管痉挛。哮喘患者在使用抗生素、含碘造影剂和蛋白制剂等时应谨慎，谨防发生过敏反应诱发哮喘。

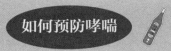

如何预防哮喘

1. 三伏贴敷可以预防哮喘发作吗?

三伏贴敷属于冬病夏治的一种疗法,它是根据《内经》中"春夏养阳"的中医养生治病指导思想发展而来的。冬病夏治是指对于一些在冬季容易发生或加重的虚寒性疾病,在夏季给予针对性的治疗,提高机体的抗病能力,从而使冬季易发生或加重的病症减轻或消失,是中医学"天人合一"的整体观和"未病先防"的疾病预防观的具体运用。由于虚寒性疾病的发病特点常常是在冬季发作或加重,而在夏季缓解或消失,如果在夏季能够在此类疾病相对处于缓解期的时候给予治疗或预防措施,有利于减少或减轻冬季的病证,这正是中医"既发之时治其标,未发之时治其本"之治病原则的体现。三伏贴敷(常采用具有温通功效的中药组方制成贴敷药物),因其疗效明显、操作简便、费用低廉、无明显副作用而得到了广泛的应用。现代研究发现,药物贴敷后可使局部血管扩张,促进血液循环,改善周围组织营养,还可通过神经反射激发机体的调节作用,提高免疫功能,增强体质。

2. 哮喘在日常调护中有哪些需要特别注意的?

➕ 居住环境必须空气流通、新鲜,无灰尘、烟雾及其他刺激性物质。适当调节室温,寒喘者不宜住寒冷的居室,哮喘者对温度的变化特别敏感,多不耐寒。被褥需温暖适度,枕头内不宜填塞羽毛、陈旧的花絮或有特殊香气的物质,以避免吸入该种物质而引起发作。居室内禁放花、草、地毯、羽毛制品等。避免受凉及上呼吸道感染。

➕ 饮食宜清淡,避免冷食冷饮,也不可过饱,因为过饱也是哮喘发作的诱因,忌食诱发哮喘的食物,如鱼、蛋、虾等。避免接触过敏原。

➕ 哮喘者病情经常反复,可以导致心情不佳,甚至可能会对疾病产生恐惧心理,从而表现出各种各样的消极情绪。哮喘者应充分了解自己的病情,及各种激发因素,发挥其主观能动性,令其坚持医疗体育及气功等锻炼,知晓过度用药对哮喘的危害性等，增强战胜疾病的信心。应避免精神紧张和剧烈运动。

小贴士

何时需要就医？

在缓解期如出现胸部发紧，呼吸不畅，或喉部发痒，打喷嚏，咳嗽等症状加重时，应及时就医或自行采取措施预防哮喘发作。

急性气管支气管炎

案例叙述　　刘先生，41岁，3天前因受凉后出现鼻塞，咽痛，当时测体温37.3℃，怕冷，全身酸痛，咳嗽较轻，自服感冒清热冲剂等药，昨天咳嗽开始加重，今日来医院就诊，咳嗽频繁，咳痰，痰色黄，质黏，鼻流黄涕，口渴，小便黄，大便干。X线提示肺纹理增重，血常规无异常提示。

病情分析　　从上面描述上看，西医诊断为急性气管支气管炎，因为血常规未见异常，不建议服用抗生素，应注意休息，多饮水；从咳痰色黄、鼻流黄涕、口渴分析疾病从感冒发展而来，现咳嗽成为当前主要症状，辨证为风热咳嗽，可以选用急支糖浆。

急性气管支气管炎的中西医概述

1. 什么是急性气管支气管炎？

急性气管支气管炎是由于病毒或者细菌感染，过敏反应，化学、物理性刺激等，造成气管 - 支气管黏膜的急性炎症。

2. 如何知道自己得了急性气管支气管炎？

➕ 起病之初先有上呼吸道感染的症状，如流涕、鼻塞、咽痛、咽痒、声嘶等。

➕ 全身症状较轻，轻度的发热、畏寒及全身疼痛。

➕ 开始咳嗽不重，数日后逐渐加剧，痰由黏液转为脓性。

➕ 胸片多正常或可见肺纹理增粗。

3. 常见中医分型有哪些？

急性气管支气管炎的最主要症状是咳嗽，咳痰，可以通过辨别咳嗽及痰的性质来辅助辨证。痰色白质清稀者为寒痰，多咳声发闷；痰少而黏，不易咳出者为燥痰，以干咳为主；痰色黄质稠成块者为热痰，多咳声清脆。

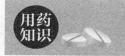

1. 常用治疗急性气管支气管炎的中成药有哪些，如何应用？

✚ 通宣理肺丸

成分：紫苏叶、前胡、桔梗、苦杏仁、麻黄、甘草、陈皮、半夏（制）、茯苓、枳壳（炒）、黄芩。辅料为赋形剂蜂蜜。

主治：解表散寒，宣肺止嗽。用于风寒束表、肺气不宣所致的咳嗽，症见发热、恶寒、咳嗽、鼻塞流涕、头痛、无汗、肢体酸痛。

注意事项：热咳、燥咳者不适用。

✚ 急支糖浆

成分：鱼腥草、金荞麦、四季青、麻黄、紫菀、前胡、枳壳、甘草。辅料为蔗糖、苯甲酸、山梨酸钾。

主治：清热化痰，宣肺止咳。用于外感风热所致的咳嗽，症见发热、恶寒、胸膈满闷、咳嗽咽痛。

注意事项：不宜在服药期间同时服用滋补性中药；运动员慎用。

✚ 止咳橘红丸

成分：化橘红、陈皮、法半夏、茯苓、甘草、紫苏子（炒）、苦杏仁（去皮炒）、紫菀、款冬花、麦冬、瓜蒌皮、知母、桔梗、地黄、石膏。辅料为赋形剂蜂蜜。

主治：清肺润燥，止嗽化痰。用于肺热燥咳，表现为干咳，咽喉干燥，痰少而质黏，不易咯出。

注意事项：本品适用于肺热燥咳，寒痰咳嗽禁用。

服药期间应注意：

✚ 忌烟、酒及辛辣、生冷、油腻食物。

✚ 支气管扩张、肺脓疡、肺心病、肺结核患者出现咳嗽时应去医院就诊。

✚ 高血压、心脏病患者慎用。

➕ 服药 3 天症状无缓解，应去医院就诊。

➕ 对本品过敏者禁用，过敏体质者慎用。

 2. 如何用好化痰药（对症用药的简单判断）？

➕ **区分痰的性质，有针对性选择中成药。**

寒痰： 痰色白质清稀者，多咳声发闷。可选用二陈丸、蛇胆陈皮口服液。

热痰： 痰色黄质稠成块者，多咳声清脆。可选用复方鲜竹沥液、牛黄蛇胆川贝液。

燥痰： 痰少而黏，不易咳出者，多以干咳为主。可选用强力枇杷露、养阴清肺丸。

➕ **把握每种中成药的疗效特点，有助于用好中成药。**

二陈丸： 燥湿化痰，理气和胃。用于咳嗽痰多，胸脘胀闷，恶心呕吐。

蛇胆陈皮口服液： 顺气化痰，祛风健胃。用于风寒咳嗽，痰多呃逆。

复方鲜竹沥液： 清热化痰，止咳。用于痰热咳嗽，痰黄黏稠。

牛黄蛇胆川贝液： 清热、化痰、止咳。用于热痰、燥痰咳嗽，症见咳嗽、痰黄或干咳、咳痰不爽。

强力枇杷露： 养阴敛肺，止咳祛痰。用于支气管炎咳嗽。

养阴清肺丸： 养阴清肺，清热利咽。用于咽喉干燥疼痛，干咳少痰。

 3. 如何判断用药的有效与无效？

➕ 急性气管支气管炎是一种自限性急性气道炎症，自然病程 1 ~ 3 周。

➕ 治疗疗效目前主要通过自觉症状的改善进行判断。首先是全身症状，发热，乏力，全身酸痛，有无减轻，如果见到体温持续超过 38.5℃，或乏力加重，都说明治疗效果不佳；其次看咳嗽，如果是咳嗽进行性加重，或由偶咳发展为阵发性或持续性，说明治疗效果不佳；再者可以看痰量、痰色及性质的变化，痰量明显增加，痰由稀白转为黄稠，为疾病进展的表现。

4. 镇咳药是治疗咳嗽的万能药吗？

咳嗽是呼吸系统疾病的一个主要症状，也是一种保护性反射，具有促进呼吸道的痰液和异物排出，保持呼吸道清洁与通畅的作用。镇咳药物虽然可以起到减轻咳嗽的作用，但同时也减弱了气管的自我保护作用，所以在急性气管支气管炎时应限制镇咳药的使用。对于刺激性干咳，可以适当选用镇咳药，起到改善症状，避免对睡眠造成严重影响，但对于有痰的咳嗽，尽量避免使用，如果必须要用，也需要同时合用祛痰药，以免由于痰液排出受阻加重感染，延长病程。

目前常用的镇咳药，根据其作用机制分为两类：

⊕ 中枢性镇咳药，直接抑制咳嗽中枢而发挥镇咳作用。常用药物有可待因等。

⊕ 外周性镇咳药，通过抑制咳嗽反射弧中的某一环节而发挥镇咳作用，常用药物有复方甘草片等。

 ## 5. 肺系慢性病基础上继发急性气管支气管炎的中成药用药注意事项。

既往有慢性呼吸系统疾病的患者，如慢性阻塞性肺疾病、哮喘、支气管扩张等，现并发急性气管支气管炎，在使用中成药时应注意以下几点：

⊕ 急性气管支气管炎未导致原有疾病的加重，不需要改变原来的维持治疗时，应用急则治其标的原则，兼顾其本。依据急性气管支气管炎情况选用中成药，但也应注意新用药是否会对原发病产生影响。如既往有畏寒肢冷，腰膝酸软，面色白，便溏等症，现有咳嗽，咳痰，色黄，在选用急支糖浆或复方鲜竹沥液时，应注意到寒性药物的应用可能会加重原先的肾阳虚的症状，可以酌情减量或适当加用顾护肾阳的药物。

⊕ 急性气管支气管炎导致原有疾病的加重，这时就需要标本兼治，在治疗新发病的同时，调整原发病的治疗方案。

如何预防急性气管支气管炎

⊕ 保证充足的睡眠和休息，减少活动，摄入充足的水分和营养。

⊕ 保持呼吸道通畅，注意经常变换体位，头胸部稍抬高，保持呼吸通畅和以利呼吸道分泌物排出。

⊕ 室内湿度宜在60%左右，有利于减轻支气管黏膜水肿及稀释分泌物，并定时作雾化吸入。

⊕ 监测体温变化，体温超过38.5℃给予对症处理。

➕ 保持居室空气清新，忌烟戒酒，避免烟尘、异味及油烟等理化因素刺激。

➕ 饮食宜清淡，应给予营养丰富并且容易消化吸收的食物，忌食生冷、肥腻及辛辣燥热的食物。

小贴士

急性支气管炎饮食宜忌有哪些?

应以清淡营养为主，可多吃青菜、菠菜、豆制品及含有动物蛋白的食物等。

在疾病期应忌食一些辛辣、温补、鱼腥、油腻的食品，如羊肉、油炸食物、海鲜等，以免助火生痰。

避免食用过冷、过咸、过甜的食物，以免刺激呼吸道而诱发疾病或加重病情。

干咳无痰或少痰的可选用银耳、雪梨、荸荠、藕节等煮水。

慢性支气管炎

案例叙述

朱先生，60岁。自17岁开始吸烟，每天1包。10年前因受凉后咳嗽，此后常因起居不慎愈而复发、或迁延不愈，咳痰不畅，尤以秋冬季为甚，且有逐年加重之势。常服用止咳化痰药和抗生素。诊断为慢性支气管炎。近两年来，咳嗽更为频繁，吐痰量多，痰白黏稠，并感胸闷气粗，饮食减少，体力渐渐减退，大便溏泄，每日1～3次不等，舌苔白而厚。

病情分析

多年前外感邪气而咳嗽，治疗不及时或不当，或与体质因素有关，此后经常咳嗽已经10年，每年持续时间较久，通过CT及肺功能等相关检查，排除了其他肺部疾患，西医可以诊断慢性支气管炎。

中医认为久咳耗伤肺气，肺气不足，以致卫外不固，所以容易感受外邪，诱发咳嗽反复发作。肺气虚损会影响脾的功能，日久造成肺脾两虚。吐痰量多，就是因为脾失健运，痰湿内生，上贮于肺。脾虚，所以食少，身体逐渐消瘦，体力下降，更容易感冒，大便溏泄。总之朱先生既有肺脾气虚，又有痰湿蕴肺的证候。治疗需要补肺健脾化痰。

慢性支气管炎的中西医概述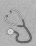

1. 什么是慢性支气管炎？

慢性支气管炎是由于细菌病毒等病原微生物感染，或寒冷、有害气体（吸烟是最主要原因、环境污染等）等非感染性因素引起的，气管、支气管黏膜及其周围组织的慢性非特异性炎症。临床出现有连续2年以上，每年持续3个月以上的咳嗽、咳痰或气喘等症状。早期症状轻微，多在冬季发作，春暖后缓解；晚期炎症加重，症状常年存在，不分季节。疾病进展又可并发慢性阻塞性肺疾病、肺源性心脏病、呼吸衰竭，严重影响生活质量。

2. 慢性支气管炎和慢阻肺（COPD）的关系是怎样的？

慢阻肺（COPD）与慢性支气管炎密切相关，症状相似。在肺功能检查逐渐普及后，大家对慢阻肺的认识才有所增加，很多既往诊断慢性支气管炎的患者通过肺功能检查诊断为慢阻肺。随着慢支的发展、病情的加重，特别是出现了劳力后气短或呼吸困难，可能就到了慢阻肺阶段，但需要肺功能检查才能确诊。慢阻肺一旦被诊断，意味着疾病会进行性加重，难以控制和根治，所以要提高早预防早治疗的意识。

3. 慢性支气管炎中医是怎么分型的?

慢性支气管炎分稳定期和急性发作期，中医一般诊断为咳嗽。稳定期中医辨证分型一般包括肺脾气虚、肺肾阴虚、肺肾气虚和脾肾阳虚证，以治本为主。应特别强调稳定期的体质调理，减少急性发作次数，提高生活质量。急性发作一般多由外感而诱发，出现咳嗽或喘息症状加重，痰量增多，可能伴有发热恶寒，咽痛，流涕喷嚏等外感症状，秋冬季节为多。这时以治标为主，止咳化痰平喘。

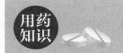

用药知识

1. 治疗咳嗽常用哪些方法?

从生理学的角度讲，咳嗽是一种机体保护性活动，它能把呼吸道内的痰液、异物排出，从而保持呼吸道的清洁和通畅，有利于身体健康。因此，偶发的轻微咳嗽，会随着痰液的排出而缓解，不必盲目使用止咳药。但较频繁和剧烈的咳嗽，会影响到人们的工作、生活和学习，这时应选用合适的止咳化痰药。但绝不是为了止咳而止咳，而是要根据证型，选择相应之法。

可供选择的中成药很多，还经常有新的药物出现，如果能了解一些常用止咳化痰平喘中药的特点，熟悉一些常用止咳化痰平喘方法的异同，就可以更好地读懂说明书，掌握更多中成药的使用。中医一般把治疗咳嗽的方法概括为宣肺、降气、清肺、温肺、补益、润肺、收敛镇咳等法则。

2. 宣肺、降气、清肺、温肺法常用哪些药物?

宣肺，一般在有外感症状时，或有痰不易咳出，或伴胸闷等症状时使用。如果是感受风寒引起的咳嗽，用辛温宣肺法，常用麻黄、桂枝、桔梗、荆芥、苏叶、防风、细辛、生姜、葱白等药。感受风热引起的咳嗽，用辛凉宣肺法，常用桑叶、菊花、前胡、薄荷、牛蒡子、浙贝、射干等药。

降气，即降气化痰法，在痰多壅盛，或气逆呛咳时使用。常用苏子、半夏、瓜蒌、莱菔子、葶苈子、杏仁、白前、旋覆花、枇杷叶、地骨皮、沉香等。

清肺，在肺热咳嗽时使用。常用桑白皮、黄芩、桑叶、连翘、大青叶、青黛、竹沥、芦根、金荞麦、鱼腥草、满山红、栀子、生石膏等。

温肺，即温肺化痰法，用于咳痰清稀色白时。常用白芥子、干姜、紫菀、冬花、百部等。

 ### 3. 补益法常用哪些药物及注意事项？

补益，包括补肺、益肾、健脾之法，或补气、或养阴、或温阳。应先判断是哪个脏虚，或两个三个脏都虚，是气虚还是阴虚或阳虚，或气阴两虚等，然后有针对性地补益。常用黄芪、党参、人参、白术、山药、冬虫夏草、蛤蚧、太子参等。中医自古就有"肺无补法"的说法，意思是告诫人们，治疗咳嗽不可过早用补法，在久咳肺虚，脾肾不足，确无外感邪气或很多痰浊时才可用。

4. 润肺法常用哪些药物及注意事项？

润肺，用于肺阴不足，表现干咳无痰，咽干口燥，或痰很少而黏，不容易咳出时。常用麦冬、沙参、川贝、百部、紫菀、款冬花、天冬、梨、梨皮、生地、知母、元参、藕等。这里一些药也不能过早用，如外感风燥邪气引起的咳嗽，也可能表现干咳无痰，咽干口燥，或痰很少而黏，不容易咳出的症状，但因为还有外感症状，需要解表，而养阴润肺的药可能妨碍邪气往外驱散，不利于感冒治疗。

 ### 5. 收敛镇咳法常用哪些药物及注意事项？

收敛镇咳常用五味子、乌梅、罂粟壳、百合、诃子、五倍子、白及、白果等药。这种方法只可在久咳不愈，已经没有外感症状，痰不多时使用。临床有很多治疗不当的例子，如在痰很多，或有怕冷发热，鼻塞流涕等外感症状时，服了含有上述药物的糖浆等，可能一时咳嗽症状有减轻，但之后出现外感、咳嗽迁延不愈，痰更加难出，胸闷不舒等。老人咳嗽剧烈时服用镇咳药，有时候咳嗽止住了，痰不易出，一口痰常常给老人带来危险，如果痰比较多，还应该同时使用一些祛痰化痰的药物等。

 ## 6. 注意处方中含有马兜铃的中成药。

喘息灵胶囊、肺安片、复方蛇胆川贝散、鸡鸣丸、鸡苏丸、京制咳嗽痰喘丸、青果止嗽丸、润肺化痰丸、消咳平喘口服液、新碧桃仙片、止嗽化痰胶囊、止嗽化痰颗粒、止嗽化痰丸、止嗽青果片等止咳化痰药中含马兜铃药材，该药材含马兜铃酸，马兜铃酸可引起肾脏损害等不良反应。所以这些属于处方药，必须凭医师处方购买，在医师指导下使用，并定期检查肾功能，如发现肾功能异常应立即停药。儿童及老年人慎用，孕妇、婴幼儿及肾功能不全者禁用。

 ## 7. 慢性支气管炎常用中成药举例。

消咳喘糖浆，为中药满山红制成的糖浆剂。有止咳、化痰、平喘的功效。用于慢性支气管炎引起的咳嗽、痰白、气急喘息等症。

固本咳喘片，主要成分为党参、麸炒白术、茯苓、麦冬、醋五味子、炙甘草、盐补骨脂等。有益气固表，健脾补肾功效。用于慢性支气管炎属肺脾肾气不足，脾虚则痰盛，肾虚不能纳气，症见咳嗽、痰多、喘息气促、动则喘甚。因为属于补益的药，所以感冒发热时，或慢支发作期一般不宜服用。

祛痰止咳颗粒，主要成分为党参、水半夏、醋制芫花、醋制甘遂、紫花杜鹃、明矾。有健脾燥湿，祛痰止咳功效。用于慢性支气管炎属于脾虚痰盛之证。症见痰多色白，质地清稀，咳嗽，喘息，胃脘胀满，食少纳差等。本药力量较强，所以年老体弱者需慎用。

养阴清肺丸主要成分为地黄、玄参、麦冬、川贝母、牡丹皮、白芍、薄荷、甘草。有养阴清肺，清热利咽功效。用于慢性支气管炎属肺肾阴虚有热，症见干咳少痰，咽喉干燥甚至疼痛，大便干，手足心热等。因为滋阴润肺有碍化痰，所以要注意痰多黏稠，或稠厚成块时不能服。

小青龙颗粒主要成分为麻黄、桂枝、白芍、干姜、细辛、炙甘草、法半夏、五味子。有解表化饮，温化寒痰，止咳平喘的功效。用于慢性支气管炎属脾肾阳虚，素有水饮的情况，症见咳喘日久，活动则喘甚，痰白清稀或泡沫状。可兼有面浮肢肿，自觉怕冷。这种类型的人，最容易感受风寒，这时会兼有恶寒发热，无汗等症状也适合使用。

苏子降气丸主要成分为紫苏子、炒厚朴、前胡、甘草、姜半夏、陈皮、沉香、当归、生姜、大枣。有降气化痰的功效。用于慢性支气管炎属肺肾气虚，痰浊阻肺，症见痰多色白、咳嗽喘促，气短胸闷，动则加剧。

如何预防慢性支气管炎

⊕ 慢性支气管炎患者不但要首先戒烟，而且还要避免被动吸烟，因为烟中的化学物质可引起支气管痉挛，还可损伤支气管黏膜，使支气管黏膜分泌物增多，降低肺的净化功能，易引起病原菌在肺及支气管内的繁殖，致慢性支气管炎的发生。

⊕ 注意保暖，避免受凉。寒冷可降低支气管的防御功能，还可反射地引起支气管平滑肌收缩、黏膜血液循环障碍和分泌物排出受阻，可发生继发性感染。所以慢性支气管炎患病率北方比南方高，秋冬季慢性支气管炎患者病情容易加重。

⊕ 预防感冒，感冒咳嗽、急性支气管炎等要及时治愈。很多慢性支气管炎是由于外感后咳嗽或急性支气管炎治疗不及时或不得当，导致咳嗽迁延时间久，或反复发作而成。另外感冒又常常是慢支复发的诱因。

⊕ 做好环境保护。避免烟雾、粉尘和刺激性气体对呼吸道的影响，以免诱发慢性支气管炎。

小贴士

三伏贴的治疗意义是什么？

"老慢支"的患者，往往在冬季病情容易复发或加重，患者多属虚寒体质。

三伏之际，借夏日阳热之气以养人身之阳气，使正气存内，抵抗力增强，至冬天风寒之邪不易侵袭人体。这就是为什么包括慢支在内的多种慢性呼吸系统疾病，提倡冬病夏治的原因。冬病夏治具体方法有多种，可以采取中药内服、艾灸、针刺、中药敷贴等，中药敷贴一般就是指老百姓熟悉的三伏贴，该方法简便易行，是冬病夏治的方法之一。

慢性阻塞性肺疾病

案例叙述

马女士，63 岁。15 年前因外感治疗不及时，咳嗽迁延时间较长，以后感冒后即咳嗽不易缓解，尤其是深秋和冬季稍有感寒就咳嗽咳痰，一直按慢性支气管炎治疗，经常服用抗生素和止咳化痰药。前年曾做肺功能检查，提示有阻塞性通气功能障碍，X 线胸片提示两肺肺气肿，肺纹理增多，诊断为慢性阻塞性肺疾病（慢阻肺）。症状逐年加重，去年开始发病伴有喘息，喘息严重时使用沙丁胺醇气雾剂平喘。3 天前外感后咳痰喘加重来诊。

现在症见：咳嗽气喘，痰黄黏不多但不容易咳出来，咽痛，口渴，小便黄，大便干，发热稍怕冷，自测体温 37.8℃。平素形体偏瘦，乏力腰酸，口干咽燥，容易感冒。

病情分析

从上面描述上看，患者一直按慢性支气管炎治疗，后来通过肺功能检查，才诊断为慢阻肺。肺功能检查是呼吸系统疾病中很重要的一种检查方法，很多既往诊断慢性支气管炎的人，通过肺功能检查，往往确诊为慢阻肺。而且肺功能检查还可以判断病情轻重，指导治疗用药，评估治疗效果。

马女士春夏及平素没有咳喘症状也应该进行中医调理。从她平素形体偏瘦，乏力腰酸，口干咽燥，容易感冒推断，辨证可能属于肺肾气阴两虚，可以吃益肺肾补气阴的中成药，如金水宝胶囊，玉屏风颗粒和麦味地黄丸等。还可以进行冬病夏治三伏贴等。通过缓解期的治疗，可以减轻发作次数，减少发作症状，减缓肺功能下降速度，提高生活质量。

目前患者处于急性加重期，根据症状分析，辨证属于痰热郁肺，应该用清肺化痰，止咳平喘的方法，可以服用羚羊清肺丸，复方鲜竹沥液等中成药。发热稍怕冷说明还有风热表邪未解，还需加一些疏风清热的解表药，如双黄连口服液等。

慢性阻塞性肺疾病的中西医概述

 ### 1. 什么是慢性阻塞性肺疾病？

慢性阻塞性肺疾病简称慢阻肺 (COPD)，是肺对有害颗粒或气体、病毒细菌等病原微生物产生异常的炎症反应，对肺造成破坏，以致影响肺的功能。这种损害引起肺的通气功能下降并呈进行性发展，疾病进展又可并发肺源性心脏病等。慢阻肺通过肺功能检查等可以诊断。慢阻肺多由慢性支气管炎发展而来。

慢阻肺临床症状主要是反复发作的咳嗽，咳痰，呼吸困难等。特点是①慢性咳嗽、咳痰，随病程发展可终身不愈，常早晨咳嗽明显，排痰较多，夜间有阵咳或排痰。②气短或呼吸困难早期仅在劳力时出现，后逐渐加重，甚至在日常活动或休息时也感到气短。③部分患者特别是重度患者有喘息胸闷。常因为外感而急性发作，痰量增多，咳喘加重。

2. 为什么说慢阻肺要早发现早治疗？

慢阻肺在发病早期，也就是在轻、中度时，如果能及时发现，可以通过一些干预措施来减缓疾病进展；到了重度和极重度的阶段，甚至出现呼吸衰竭等各种并发症时，减缓疾病进展越来越困难。在临床症状出现之前，不少患者的肺功能已开始下降。所以，有的人会出现这种情况：当发现自己上楼气短、走路呼吸困难时，已经是慢阻肺的中晚期，往往错失了治疗的最佳时机。据调查发现，由于社会公众乃至很多临床医生对慢阻肺认识不足，目前能被确诊并接受规范治疗的慢阻肺患者只有 30% 左右。

3. 怎样判断自己可能患有 COPD？

COPD 的发病初期常无明显不适，许多患者常常等到呼吸困难严重时才求医，而这时病情已经进展到中度以上。采用以下患者自测题有助于早期发现，早期诊治。

🔵 你经常每天咳嗽数次？

🔵 你经常有痰？

➕ 你是否比同龄人更容易感觉气短？

➕ 你的年纪是否超过 40 岁？

➕ 你现在是否吸烟，或者你曾经吸烟？

如果有三个以上问题回答"是"，即应向医生咨询，并进行肺功能检查。肺功能检查是慢性阻塞性肺疾病诊断的重要手段，有助于早期诊断 COPD。

4. 怎么判断自己得的是慢阻肺还是支气管哮喘？

慢阻肺和支气管哮喘是两种不同的疾病，在呼吸系统疾病中两者都比较常见，而且在临床表现上两者往往有一些相似的地方，让患者难以区分。那么怎样才能区别自己是得了慢阻肺还是得了支气管哮喘呢？首先病史很重要。支气管哮喘常有过敏史，常因某些刺激而发生阵发性的哮喘发作或加重，又可经治疗或不经治疗而自然缓解，这些特点在慢阻肺是不具备的。慢阻肺多于中年后起病；哮喘则多在儿童或青少年期起病。慢阻肺症状缓慢进展，逐渐加重，严重时合并肺心病；支气管哮喘则症状起伏大，极少合并肺源性心脏病（肺心病）。慢阻肺患者多有长期吸烟史和(或)有害气体、颗粒接触史；支气管哮喘患者则常伴过敏体质、过敏性鼻炎和(或)湿疹等，部分患者有哮喘家族史。慢阻肺气流受限基本为不可逆性，哮喘则多为可逆性，这可以通过肺功能检查来区别。也有少部分患者慢阻肺和哮喘这两种疾病同时存在。

5. 慢阻肺稳定期需要治疗吗？

很多慢阻肺患者在冬季病情加重时奔走于门诊、急诊，甚至经常住院治疗，一旦病情得到缓解，就不再重视后续的治疗和康复，导致反复病情急性加重，肺功能迅速下降。其实慢阻肺稳定期的治疗意义很大，非药物治疗便捷经济有效。中医在慢阻肺稳定期的治疗中具有一定的优势。中医辨证分虚实，一般实邪包括痰浊、痰热、痰瘀等，正虚主要包括肺脾气虚、肺肾阴虚、肺肾气虚、脾肾阳虚等。因为中医一个重要的治疗原则是急则治标，缓则治本。本病一般在冬季由于感受外邪而加重，在急性加重时，咳痰喘等症状重，此时只能以祛邪为主，采取化痰清肺祛瘀平喘等法，难以顾及正虚。而患者之所以慢性咳喘不愈，反复感受外邪而加重，关键还是正气不足。要想减轻急性加重时的症状，减少急性加重的次数，只有在缓解期时下工夫。

6. 慢阻肺稳定期中医常见证型及特点?

肺脾气虚证。症状特点：咳声低弱，喘息短促无力，咳痰稀薄，量不多或可量多。可兼有自汗怕风，易患感冒，食少倦怠，食后胃脘胀，大便稀溏，进食寒凉油腻后容易腹泻。舌胖舌边有齿痕。

肺肾阴虚证。症状特点：咳嗽喘促气短，动则加重，痰黏色白，量少难咳。可兼有潮热盗汗，面唇色红，烦躁，口咽干燥，日渐消瘦，手足心热，腰酸耳鸣。舌质红，舌苔少。

肺肾气虚证。症状特点：呼吸浅短难续，甚则张口抬肩，难以平卧，声低气怯，咳嗽，痰白如沫，咯吐不利。可兼有心慌，面色晦暗，稍活动后容易出汗，或腰膝酸软，夜尿次数多，咳嗽喷嚏或用力时小便失禁。脉无力。

脾肾阳虚证。症状特点：咳喘日久，感觉气吸不下来，活动则喘甚，痰白清稀或泡沫状。可兼有面浮肢肿，面青唇紫，自觉怕冷，比别人穿得多，胃脘胀满，胃口差，腰酸乏力，没精神，可以有心慌。脉无力。

7. 慢阻肺急性加重需要及时就医。

COPD 是一个慢性病，稳定期在家自行服药及康复治疗很重要。但病情变化，症状加重时可能需要调整既有方案，并针对加重原因进行治疗，需要及时就医。如出现呼吸系统症状恶化，呼吸困难、喘息气促加重，咳嗽加剧、痰量增加、痰液颜色和(或)黏度改变以及发热等，跟日常的症状变化情况不同了，甚至出现全身不适、口唇爪甲发绀、颜面下肢水肿、失眠、嗜睡、疲乏抑郁和精神紊乱等症状，运动耐力下降等情况。引起 COPD 加重的最常见原因是呼吸系统感染，主要是病毒、细菌的感染，一般人在秋冬最容易因外感而诱发加重。

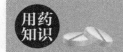

以下介绍几种慢阻肺稳定期常用的中成药，急性加重时可参考急性气管 - 支气管炎的用药。

1. 慢阻肺什么时候可以选用百令胶囊或金水宝胶囊?

百令胶囊及金水宝胶囊的主要成分均是发酵冬虫夏草菌粉,有补肺肾,益精气的功效。用于肺肾两虚引起的咳嗽、久咳虚喘、腰背酸痛。冬虫夏草平补肺肾阴阳,寒温药性不明显,比较平和,以上四个证型都可以服用。

2. 玉屏风颗粒、六君子丸、参苓白术丸有什么异同?

玉屏风颗粒主要成分为生黄芪、防风、麸炒白术。有益气,固表,止汗的功效。用于肺气不足,表虚不固,容易自汗,怕风,体虚易感外邪者。有些慢阻肺患者特易感受外邪而使咳喘急性加重,与肺气不足有关,应该在缓解期的时候补肺固表,增强抵抗力。

六君子丸主要成分为党参、麸炒白术、茯苓、制半夏、陈皮、炙甘草。有补脾益气,燥湿化痰的功效。中医认为脾为生痰之源,肺为贮痰之器。若脾气亏虚,饮食水谷难以化成精微为人体所用,反而生成痰浊,表现食量不多,咳喘痰多,腹胀便溏等症,这种痰多应该通过健脾助运来治疗。

参苓白术丸主要成分为人参、茯苓、麸炒白术、山药、炒白扁豆、莲子、炒薏苡仁、砂仁、桔梗、甘草。有健脾益气止泻的功效。用于慢阻肺患者因脾虚不健常感体倦乏力,食少便溏。

长期咳喘肺气不足,日久会导致脾虚,脾虚之人也易肺气不足,因此经常出现肺脾两虚的情况,通过健脾可以达到补肺的目的。

3. 蛤蚧定喘丸、河车大造丸、七味都气丸有什么异同?

蛤蚧定喘丸主要成分为蛤蚧、瓜蒌子、麻黄、石膏、黄芩、黄连、苦杏仁、紫苏子、紫菀、百合、麦冬、甘草等 14 味药。有滋阴清肺,止咳平喘功效。用于肺肾两虚,阴虚肺热所致的虚劳咳喘、气短烦热、胸满郁闷、自汗盗汗。

河车大造丸主要成分为紫河车、熟地黄、天冬、麦冬、杜仲、牛膝、黄柏、制龟甲。有滋阴清热,补肾益肺的功效。用于肺肾两亏,阴虚为主,见虚劳咳喘,兼有骨蒸潮热,盗汗遗精,腰膝酸软等症。

七味都气丸主要成分为熟地黄、制山茱萸、牡丹皮、山药、茯苓、泽泻,五味子。前 6 味是六味地黄丸的药物成分,用来补肾阴,五味子有补肾纳气平喘的功效。

七味都气丸用于肾阴亏损，肾不纳气，症见虚喘日久，活动后加重，伴有头晕耳鸣，腰膝酸软，骨蒸潮热，盗汗遗精等症。

4. 小青龙颗粒、桂龙咳喘宁颗粒、金匮肾气丸有什么异同？

小青龙颗粒主要成分为麻黄、桂枝、白芍、干姜、细辛、炙甘草、法半夏、五味子。有解表化饮，温化寒痰，止咳平喘的功效。用于脾肾阳虚，素有水饮的情况，症见咳喘日久，活动则喘甚，痰白清稀或泡沫状，可兼有面浮肢肿，自觉怕冷。这种类型的人，最容易感受风寒，这时会兼有恶寒发热，无汗等症状也适合使用。

桂龙咳喘宁颗粒主要成分为桂枝、龙骨、白芍、牡蛎、黄连、法半夏、瓜蒌皮、苦杏仁、大枣、生姜、炙甘草。有止咳化痰，降气平喘的功效。用于风寒或痰湿阻肺引起的咳喘，主要特点是痰涎壅盛。

金匮肾气丸主要成分为地黄、山药、山茱萸、茯苓、牡丹皮、泽泻、桂枝、制附子、牛膝、车前子。有温补肾阳，化气行水的功效。用于肾阳虚证，咳喘日久，活动则喘甚，痰白清稀或泡沫状，可兼有面浮肢肿，腰膝酸软，小便不利，畏寒肢冷等症。

5. 选用平喘止咳化痰中成药应该注意哪些问题？

✚ 糖浆类止咳药物对咽喉黏膜有保护作用，使用时不得用水稀释，应该原药服用，服用后也不宜喝水。

✚ 糖尿病患者不宜使用糖浆剂和含糖颗粒剂、丸剂等。

✚ 止咳祛痰中成药制剂处方有些雷同，使用时注意不要重复用药，以免药物过量导致中毒。

✚ 一些较严重的疾病也常伴随有咳嗽，如胸膜炎、自发性气胸、肺结核、肺癌、心力衰竭等。当咳喘症状较重或伴随胸闷、憋气、心慌、咯血等症状，或咳嗽经治疗未能有效控制，应及早到医院就诊。

✚ 具有补益性质的药物一般不利于祛除表邪，所以遇外感引起咳嗽，如咳嗽伴有发热恶寒，鼻塞流涕，头身疼痛等症状时，一般需要暂停补益药。

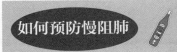 **如何预防慢阻肺**

 1. 认识并避免慢阻肺的危险因素。

　　慢阻肺四大病因包括室内外空气污染、吸烟、职业粉尘、细菌病毒等微生物感染。应尽可能避免这些危险因素，如空气污染严重时减少外出，活动锻炼选择空气好的场所；戒烟及不吸二手烟；做好劳动保护；调整免疫功能，减少感冒等呼吸道感染的发生，出现上呼吸道感染或急性气管 - 支气管炎等要及时并彻底治疗等。

　　识别 COPD 的其他危险因素也相当重要，其中包括化学烟雾，燃烧生物燃料所致的室内空气污染，厨房通风不佳等。这些因素在女性 COPD 患者的发病中尤为重要。

2. 为什么说慢阻肺戒烟很重要？

　　吸烟被认为是 COPD 最为危险和最为重要的危险因素，戒烟是预防和控制 COPD 最重要的措施。很多被确诊慢阻肺的患者，最重要的原因就是长期较大量吸烟。对于继续吸烟的慢阻肺患者，戒烟非常重要，目前已经证实戒烟是肯定有效的改善慢阻肺临床进程、减少肺功能递减率的方法。

小贴士

为什么要做肺功能检查？

　　慢阻肺在发病早期，如果能及时发现，可以通过一些干预措施来减缓疾病进展；到了重度阶段，甚至出现呼吸衰竭等各种并发症时，减缓疾病进展越来越困难。在临床症状出现之前，不少患者的肺功能已开始下降。所以，有的人发现自己上楼气短、走路呼吸困难时，已经是慢阻肺的中晚期，往往错失了治疗的最佳时机。而肺功能检查是诊断慢阻肺的金标准，通过早诊断可以实现早干预早治疗。

慢性肺源性心脏病

孟先生，64岁，自1978年受凉后引起咳嗽，咳脓痰，经青霉素静脉滴注治疗后好转。以后每于感冒后咳嗽较久，多在冬春季明显，工作和日常生活不受影响。1998年后咳嗽、咳痰加重，渐无季节性，且活动后如爬楼梯、快步走等感心悸、喘息气促，休息后可缓解，在医院诊断为"慢性支气管炎，肺气肿"，此后经常服用止咳、祛痰药物及抗生素。2008年后发作频率增加，当年11月受凉后咳嗽加重，咳黄色脓性痰伴发热，体温38℃左右，伴明显气促、心悸和双下肢浮肿，在某医院住院，诊断为"慢性支气管炎，肺气肿，慢性肺源性心脏病（简称肺心病）。经先锋霉素、氨茶碱、氢氯噻嗪、氨苯蝶啶等药物治疗，心悸、气促好转，浮肿消退后出院。后又因类似情况住院治疗2次，以后在家日常生活不能完全自理，有时静卧亦感气促。有35年吸烟史，每日20支左右，近10年减少至每日7支左右。

对有慢性咳嗽、咳痰病史，逐渐出现活动后气促及浮肿等心肺功能不全表现者，提示慢性阻塞性肺疾病合并肺心病可能性大。孟先生有吸烟史，受凉后或天气变化时发病，反复咳嗽、咳痰30年，症状逐渐加重，从冬季明显到无明显季节性，渐至活动后气促，从休息后可缓解到日常生活不能自理，反复双下肢浮肿，曾经诊断过"慢性支气管炎"及"肺气肿"，所以属于肺心病。目前诊断为慢性肺源性心脏病（急性加重期）。

肺心病根据病情分为急性加重期和缓解期，各期治疗的原则不同。急性加重时一般采用控制感染、化痰、平喘、氧疗、利尿等治疗方法。缓解期的康复和治疗可以减少急性发作次数，减轻急性发作的严重程度，是防止肺心病发展的关键。孟先生应该戒烟，进行腹式呼吸及缩唇呼吸锻炼，增强体质，提高全身抵抗力，减少感冒和各种呼吸道疾病的发生。进行康复治疗，中医方面可以辨证服用汤药，也可以选用一二种中成药服用。很多患者在缓解期不注意康复和治疗，急性加重频繁而严重，导致肺、心功能迅速下降，出现心力衰竭和呼吸衰竭。

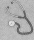

慢性肺源性心脏病的中西医概述

1. 什么是慢性肺源性心脏病?

慢性肺源性心脏病简称肺心病,是由肺组织、肺动脉血管或胸廓的慢性病变引起肺组织结构和功能异常,导致肺血管阻力增加,肺动脉压力增高,在肺高压的情况下,右心室收缩时必须加大压力,时间一长,右心室负担过重,心肌缺氧,右心肥大,甚至出现右心功能衰竭的心脏病。我国绝大多数肺心病患者是在慢性阻塞性肺疾病、慢性支气管炎或肺气肿基础上发生的。其他如支气管哮喘、重症肺结核、支气管扩张、尘肺、间质性肺疾病等,晚期也可继发肺心病。由慢性肺部疾患发展到肺心病,一般要经过几十年的时间。 肺心病在我国是常见病,多发病,以北方地区多见。急性发作以冬、春季多见,急性呼吸道感染常为急性发作的诱因,常导致肺、心衰竭,病死率较高。

2. 肺心病有哪些症状?

肺心病是很多慢性肺部疾病长期发展的结果,这些病使肺和心脏的功能受到伤害,但早期肺、心功能还能够代偿,无呼吸衰竭和心力衰竭表现,只有肺动脉高压及右室肥厚等征象,通过医生检查可以诊断,叫作肺、心功能代偿期。表现主要为肺气肿的症状,咳嗽、咳痰、喘息、活动后感心悸、气短、乏力和劳动耐力下降,或可能下肢水肿,午后明显,次晨消失。

病情发展会导致肺、心功能失去代偿功能,或者平素属于代偿期,由于急性呼吸道感染等原因而使病情加重,进入肺、心功能失代偿期。主要表现以呼吸衰竭为主,或同时有心力衰竭。肺心病的呼吸衰竭多为Ⅱ型呼吸衰竭,也就是既有缺氧,又有二氧化碳潴留。缺氧表现为胸闷、心慌、气短、头痛、乏力、腹胀、发绀,再严重会出现躁动不安、昏迷或抽搐。二氧化碳潴留表现为皮肤温湿多汗、浅表静脉扩张、球结膜充血水肿、瞳孔缩小,甚至眼球突出、两手扑翼样震颤、头昏、头痛、嗜睡及昏迷。当严重呼吸衰竭伴有精神神经障碍,排除其他原因引起者称为肺性脑病。心力衰竭表现为右心衰竭、心慌、气短、颈静脉怒张、肝大、下肢水肿,甚至全身水肿及腹腔积液,少数患者还可伴有左心衰竭,也可出现心律失常。

3. 肺心病中医常见哪些证型？

寒痰遏肺证。症状特点见咳喘气急，劳则即著，胸部胀闷，痰白而稀量多，呈泡沫状，纳少倦怠，常兼有口干但不想喝水，周身酸楚，头痛，怕冷，无汗等症状。这一证型多见于肺心病肺功能不全合并呼吸道感染，感受风寒邪气时。

热痰郁肺证。症状特点见咳嗽气促，痰黄而稠，不易咳出，大便干燥，小便黄赤，口干。这一证型多见于肺心病肺功能不全合并呼吸道感染时。

脾肾阳虚证。症状特点见面浮肢肿，心悸喘咳，咯痰清稀，脘腹胀满不舒，纳差，形寒肢冷，腰膝酸软，小便清长，大便稀溏。由于阳虚不能温煦血液运行，常常兼有血瘀表现，如唇舌色暗，舌有瘀斑等。这一证型多见于肺心病存在右心衰竭时。

肺肾气虚证。症状特点见咳嗽气短，活动后加重，甚则张口抬肩，不能平卧，痰白而稀，无力咳出，胸闷心悸，稍活动则汗出。由于气虚不能推动血液运行，常常兼有血瘀表现，如唇舌色暗，舌有瘀斑等。也可以兼有阴虚，就是肺肾气阴两虚证，会兼有烦热，盗汗，口干舌燥，手足心热，痰白黏不易咳出等症状。这一证型多见于肺心病的缓解期，可以选用一些中成药来治疗。

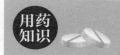

1. 慢性肺源性心脏病什么时候可以选用蛤蚧定喘丸？

蛤蚧定喘丸主要成分为蛤蚧、瓜蒌子、麻黄、醋制鳖甲、石膏、黄芩、黄连、炒苦杏仁、炒紫苏子、紫菀、百合、麦冬、甘草等14味药。有滋阴清肺，止咳定喘的功效。用于虚劳咳喘、气短烦热、胸满郁闷、自汗盗汗。上述肺肾气阴两虚证型可以选用。

2. 慢性肺源性心脏病什么时候可以选用苏子降气丸？

苏子降气丸主要成分为紫苏子、炒厚朴、前胡、甘草、姜半夏、陈皮、沉香、当归、生姜、大枣。有降气化痰的功效。用于有痰多色白、咳嗽喘促，气短胸闷，动则加剧症状时。肺肾气虚证可以选用。

3. 慢性肺源性心脏病什么时候可以选用补肺活血胶囊?

补肺活血胶囊主要成分为黄芪、赤芍、补骨脂。有益气活血,补肺固肾的功效。症见咳嗽气促或咳喘胸闷,心悸气短,肢冷乏力,腰膝酸软,口唇紫绀等。用于肺心病缓解期,上述属肺肾气虚兼有血瘀证。

4. 慢性肺源性心脏病什么时候可以选用通心络胶囊或复方丹参滴丸?

通心络胶囊主要成分为人参、水蛭、全蝎、赤芍、蝉蜕、土鳖虫、蜈蚣、檀香、降香、制乳香、炒酸枣仁、冰片等。有益气活血、通络止痛的功效。肺心病气虚血瘀证可以选用。通心络胶囊活血化瘀力量较强,所以血瘀不重,有出血性疾病或有出血风险时不能用。

复方丹参滴丸主要成分为丹参、三七、冰片。有活血化瘀,理气止痛的功效。肺心病有血瘀时可以选用。

如何预防慢性肺源性心脏病

积极采取各种措施尽早戒烟,不吸二手烟。积极防治原发病的诱发因素,如呼吸道感染,各种过敏原,有害气体的吸入,粉尘作业等的防护。参加体育活动,增强抗病能力。生活规律,起居有常。早睡早起,注意保暖。

发生呼吸道感染时要及时彻底治疗,不使转为慢性。已经有慢性支气管炎、慢性阻塞性肺疾病、支气管哮喘、肺结核等疾病时,要重视平时的治疗及康复,不要总等到急性加重时才治疗。

小贴士

肺心病引起的心力衰竭与其他类型的心脏病有何不同吗?

肺心病、冠心病、高血压性心脏病等都可以引起心力衰竭,肺心病的心力衰竭与其他类型的心脏病不完全一样,除了喘憋、心悸外还常有下肢水肿、口唇和指端青紫等缺氧现象。

呼吸衰竭

案例叙述

　　唐先生，63岁。慢性咳嗽、咳痰25年，伴喘息3年，活动后时有心慌气短，有时双下肢浮肿，唇爪色暗1年。诊断为慢阻肺，慢性肺源性心脏病，慢性呼吸衰竭。自19岁开始吸烟，每日1包，几次戒烟均失败，近1年每日10支。感冒3天，诸症加重，发热1天，咳黄脓痰，不易咳出，神志清楚，口唇发绀，呼吸费力，咳嗽无力，双下肢水肿，尿少而黄，食欲差，睡眠梦多，大便干，2~3日一行。门诊就诊，查体T38.3℃，脉搏104次/min，呼吸25次/min，查白细胞$12.3×10^9$/L，X线胸片提示有肺部感染，收入呼吸科病房。查血气分析提示有Ⅱ型呼吸衰竭。

病情分析

　　唐先生自19岁就开始吸烟，而且量比较大。吸烟是慢阻肺最危险和最重要的危险因素，反复感冒或慢性支气管炎等引起的咳嗽治疗不及时或调养不当，迁延时间久了也容易造成慢阻肺。反复咳嗽、咳痰，并逐渐出现喘息，这时如果做一个肺功能检查，可确定有没有慢阻肺。到了喘息气短症状阶段，通过医生查体和X线胸片或CT检查，经常可以看出有肺气肿存在。到了活动后心慌气短，有时双下肢浮肿的阶段，通过X线胸片、超声心动、心电图等检查，可以诊断慢性肺源性心脏病，可能出现多种心律失常，如窦性心动过速、期前收缩、房颤等。慢性支气管炎、慢阻肺、肺气肿等病到一定程度都有可能并发呼吸功能衰竭，通过血气分析检查可以诊断。这种呼吸衰竭是慢性的，表现为既有缺氧，又有二氧化碳潴留的Ⅱ型呼吸功能衰竭，一般秋冬季节呼吸系统感染会诱发呼吸衰竭或使呼吸衰竭加重。慢性呼吸衰竭，可以在家里治疗及康复，包括氧疗或者服用一些中成药。若病情加重或发生变化，就要及时就医，这时常常需要住院治疗。

呼吸衰竭中西医概述

1. 什么是呼吸衰竭（简称呼衰）？

呼吸衰竭是各种原因引起的肺通气和（或）换气功能严重障碍，以致不能进行有效的气体交换，导致缺氧或缺氧同时伴有二氧化碳潴留，从而引起一系列生理功能和代谢紊乱的临床综合征。 如果只是缺氧，称Ⅰ型呼吸衰竭，缺氧同时伴有二氧化碳潴留称Ⅱ型呼吸衰竭。通过化验检查动脉血气分析可以判断，如果动脉血气分析显示血氧分压低于 60mmHg，或伴有二氧化碳分压高于 50mmHg，即为呼衰。

2. 怎么区分急性呼衰和慢性呼衰？

急性呼衰是指肺的通气、或换气功能严重损害，突然发生呼衰的临床表现，常见于脑血管意外、药物中毒抑制呼吸中枢、呼吸肌麻痹、肺栓塞、急性呼吸窘迫综合征五类病因的突发原因等，如不及时抢救，会危及患者生命。

慢性呼衰多见于慢性呼吸系统疾病，如慢性阻塞性肺疾病、重度肺结核等，其呼吸功能损害逐渐加重，虽有缺氧，或伴二氧化碳潴留，但通过机体代偿适应，仍能从事日常活动。

发生呼衰时主要是呼吸困难，呼吸过快或浅慢。 精神神经方面会有兴奋或抑制的异常表现，包括失眠、烦躁、躁动、兴奋、语无伦次、夜间失眠而白天嗜睡（即昼夜颠倒现象），或神志淡漠、反应迟钝、肌肉震颤、昏睡、甚至昏迷等，还可有口唇和甲床发绀、温暖多汗、心率加快、头痛等不适。所以家属应密切观察病情变化，发现呼衰的信号，及时就医。更要注意此时虽有兴奋症状但切忌用镇静或催眠药，以免加重二氧化碳潴留，发生肺性脑病。

3. 慢性呼衰中医多有哪些证型？

肺肾两虚证。主要症状：呼吸浅短难续，甚至张口抬肩，倚靠呼吸，难以平卧，声低气怯，咳嗽痰白，咯吐不利，心慌，腰膝酸软。兼有夜尿频多，色清不黄，咳嗽用力小便失禁，易自汗出，畏寒怕冷，面色晦暗为肺肾气虚；兼有面色潮红，心烦怕热，手足心热，盗汗，小便黄为肺肾阴虚。

肺肾阳虚，心血瘀滞证。主要症状：喘促气短不能卧，浮肿，尿少，肢冷畏寒，心慌，颜面晦暗，口唇发绀。

痰蒙神窍证。主要症状：咳逆喘促，咯痰色白黏稠，或咳痰黄黏，意识朦胧，表情淡漠，嗜睡，或烦躁不安，口唇爪甲青紫。

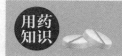

 1. 慢性呼衰什么时候可以选用蛤蚧定喘丸？

蛤蚧定喘丸主要成分为蛤蚧、瓜蒌子、麻黄、醋制鳖甲、石膏、黄芩、黄连、炒苦杏仁、炒紫苏子、紫菀、百合、麦冬、甘草等14味药。有滋阴清肺，止咳定喘的功效。用于虚劳咳喘、气短烦热、胸满郁闷、自汗盗汗。上述肺肾气阴两虚证型可以选用。

2. 慢性呼衰什么时候可以选用生脉饮？

生脉饮成分为人参、麦冬、五味子。有益气复脉，养阴生津的功效。用于气阴两亏，心悸气短，脉微自汗。呼吸衰竭或同时有肺心病见心悸气短，脉微自汗等症时适用。本品有生脉注射液、生脉饮口服液、生脉胶囊等不同制剂。注射液可以静脉滴注，作用快。成分中口服液市场上有含人参的，也有含党参的，含人参的作用强。

 3. 慢性呼衰什么时候可以选用金匮肾气丸、桂龙咳喘宁胶囊？

金匮肾气丸主要成分为地黄、山药、山茱萸、茯苓、牡丹皮、泽泻、桂枝、制附子、牛膝、车前子。有温补肾阳，化气行水的功效。用于肾阳虚证，咳喘日久，活动则喘甚，痰白清稀或泡沫状，可兼有面浮肢肿，腰膝酸软，小便不利，畏寒肢冷等症。

桂龙咳喘宁胶囊主要成分为桂枝、龙骨、白芍、牡蛎、黄连、法半夏、瓜蒌皮、苦杏仁、大枣、生姜、炙甘草。有止咳化痰，降气平喘的功效。用于风寒或痰湿阻肺引起的咳喘，主要特点是痰涎壅盛。

肺肾阳虚，心血瘀滞证可以在这两个药中选用一种，配合补肺活血胶囊或复方丹参滴丸等活血化瘀药一起服用。

 ### 4. 慢性呼衰何时选用清开灵注射液?

清开灵注射液主要成分为胆酸、珍珠母粉、猪去氧胆酸、栀子、水牛角粉、板蓝根、黄芩苷、金银花等。有清热解毒，化痰通络，醒神开窍功效。痰蒙神窍时常选用。类似的还有醒脑静注射液等。中药静脉制剂在病情重，进食障碍时使用，需要在医院进行。清开灵口服液、牛黄清心丸作用与清开灵注射液相似，但作用缓和，可以在痰蒙神窍的早期轻症时选用。

慢性阻塞性肺病如何预防呼吸衰竭

慢性阻塞性肺病的治疗目标包括两个方面，一是缓解症状，减轻临床表现，改善运动耐力，改善健康状态。二是降低未来健康恶化的风险，阻止疾病进展，预防和治疗急性加重，延长寿命。戒烟是改善慢阻肺临床进程的肯定有效的方法。对于吸烟的患者，戒烟非常重要。西医正规治疗，选择吸入有效药物，也有利于改善肺功能、减少肺功能的降低。肌肉训练方面有全身性运动与呼吸肌锻炼，前者包括步行、登楼梯、踏车等，后者有缩唇呼吸和腹式呼吸锻炼等。严重的慢阻肺患者一般身体偏瘦，在营养支持方面，应要求达到理想的体重；同时避免过高碳水化合物饮食和过高热卡摄入，以免产生过多二氧化碳。中医认为肺与大肠相表里，保持大便通畅有利于肺的呼吸功能。在缓解期中医辨证治疗，包括汤药、中成药、针灸等对于慢阻肺的治疗意义重大，且具有优势。

小贴士

慢性Ⅱ型呼衰为什么要低流量吸氧?

慢性Ⅱ型呼衰患者既有缺氧又有CO_2潴留，而此时呼吸中枢对CO_2的敏感性降低，主要靠缺氧刺激外周化学感受器兴奋呼吸，若不限制给氧流量，氧分压迅速达到较高水平，低氧对呼吸的兴奋作用减弱或消失，呼吸被抑制，会加重呼衰。

支气管扩张

案例叙述

魏大爷，今年74岁，记忆中儿时曾患百日咳。近60年多来经常无明显诱因出现反复咳嗽、咳大量脓痰，每年发作2~3次，曾行胸部CT诊断为"支气管扩张"。1个月前感冒后再次出现咳嗽、咳黄绿痰，难以咯出，伴有胸闷憋气，发热，无头晕头痛，无恶心呕吐，无夜间阵发性呼吸困难。社区医院查血常规：白细胞：$10.2×10^9$/L，中性粒细胞比例：84%，CRP22mg/L。平时咳痰量多时则口服金荞麦片，痰量可减少。

病情分析

从病史可以得知患者年幼曾患百日咳，病程持续时间较长，以反复咳嗽、咳黄脓痰为主要表现，依据胸部CT可以确诊支气管扩张。支气管扩张时可合并感染，出现发热、血常规升高等表现。患者咳痰色黄，脓性，为有痰热的表现，应用金荞麦片可以清热化痰使痰量减少。

支气管扩张的中西医概述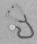

1. 什么是支气管扩张？

支气管扩张是指支气管及其周围肺组织的慢性炎症损坏管壁，导致支气管变形和管腔扩张，是常见呼吸道慢性化脓性疾病。临床上以慢性咳嗽、咯大量脓痰或反复咯血及经常合并感染为主要特征。一般病程较长，病情迁延缠绵，属临床较为难治的疾病。感染是主要的病源，许多支气管扩张来源于儿童早期的呼吸道损害，如肺炎、百日咳、麻疹或结核等。支气管堵塞是一个重要因素，但最终原因还是因堵塞后引流不畅，分泌物潴留感染所致病支气管壁毁损，呈持久不可逆的扩张变形，同时伴有周围肺组织的慢性炎症。也有部分是由于先天性因素。扩张的支气管可分为柱状和囊状两种，且常混合存在。根据黏液分泌物的多少分为干性支气管扩张和湿性支气管扩张。如无感染，只有少量黏液分泌物，痰液较少，即为干性支气管扩张；因慢性感染持续有大量黏液分泌物，咳痰量较多，则称之为湿性支气管扩张。这个病如果能早期诊断，及时治疗，阻断病情的发展，一般病情较轻，预后较好，但合并大咯血者病情较重。如果反复发病或经久不愈，则容易并发肺脓肿、阻塞性肺气肿及慢性肺源性心脏病。

 2. 如何进行简单判断？

有下列情况的应该高度怀疑有支气管扩张：

- 慢性支气管感染症状，反复咳嗽，持久有脓痰，有或无咳血史。
- 单纯反复咳血。
- 经常发热，全身不适，胸痛，有痰或无痰。
- 局限或广泛肺湿啰音，特别是局限性持久存在的湿啰音，有时伴有哮鸣音。
- 有杵状指。
- 伴有化脓性鼻窦炎。

 3. 中医治疗支气管扩张的基本思路是什么？

支气管扩张在中医名为肺痈，中医认为肺痈是由于风热火毒，壅滞于肺，热盛血瘀，血败肉腐化脓，肺络损伤而致。根据其病程的不同阶段分为初期、成痈期、溃脓期、恢复期。其治疗以清热解毒、化瘀排脓为主，并针对不同病期，采用相应治法。

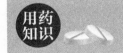

 1. 常用治疗支气管扩张发作期的中成药有哪些，如何应用？

支气管扩张发作时应以清热、化痰、止血为主要治疗大法；清热化痰中成药主要有：复方鱼腥草片、蛇胆川贝口服液。

复方鱼腥草片：由鱼腥草、黄芩、板蓝根、连翘、金银花等组成，具有清热解毒功效。

蛇胆川贝口服液：主要成分为蛇胆汁、平贝母，辅料为杏仁水、薄荷脑、苯甲酸钠、蔗糖、蜂蜜。具有祛风止咳，除痰散结功效。主要用于肺热咳嗽，痰多，气喘，胸闷，咳痰不爽或久咳不止。

止血中成药可选用云南白药胶囊。

2. 常用治疗支气管扩张缓解期的中成药有哪些，如何应用？

缓解期则应依据具体病情采用不同的治法，酌情补虚，如气阴虚者则应益气养阴。益气养阴中成药有百合固金口服液、养阴清肺丸等。

百合固金口服液：由百合、地黄、熟地黄、麦冬、玄参、川贝母、当归、白芍、桔梗、甘草组成。具有养阴润肺，化痰止咳的功能，用于肺肾阴虚，燥咳少痰，痰中带血，咽干喉痛。

养阴清肺丸：由地黄、麦冬、玄参、川贝母、白芍、牡丹皮、薄荷、甘草组成。具有养阴润燥，清肺利咽的功能，用于阴虚肺燥，咽喉干痛，干咳少痰。

3. 支气管扩张咯血时如何用好止血类中成药？

临床上，支气管扩张虽然都可以表现为咯血，但因为咯血原因的不同，用药时也必须在辨证的基础上，分别采用相应止血作用的药物，使之发挥出较佳的止血作用。如果大咯血时需要及时就医，防止误吸。

荷叶丸主要成分为荷叶、藕节、大蓟（炭）、小蓟（炭）、知母、黄芩（炭）、地黄（炭）、棕榈（炭）、栀子（焦）、白茅根（炭）、玄参等，主要功效为凉血止血，用于咳血兼见发热，口渴，便秘，舌红等症。

益气止血颗粒主要成分为党参、黄芪、白术、白及、功劳叶、地黄、防风等，主要功效为益气，止血，固表，用于气虚不能固摄的出血，表现为咳血，全身乏力，咳声低微，咯血量少，色淡暗，舌胖大，苔白。

云南白药胶囊主要成分三七、重楼、制黄草乌、紫金龙、玉葡萄根、滑叶跌打、大麻药、金铁锁等，主要功效为活血化瘀止血，用于兼有瘀血的出血，表现为咳血，胸闷，胸痛，面色灰暗，皮肤粗糙、干燥、呈褐色，如鳞状，舌发紫发暗。

4. 如何判断用药的有效与无效？

支气管扩张是一种常见的慢性呼吸道疾病，病程长，病变不可逆转，由于反复感染，特别是广泛性支气管扩张可严重损害患者肺组织和功能，严重影响患者的生活质量。所以评价用药的有效与无效，主要是从主观症状的改善程度、生活质量评价等方面进行评价。

➕ **有效**：咳嗽减轻，计算24h咳痰量减少，咳痰颜色由黄转白，痰质由稠转稀，发热者热退，每年因感染导致急性加重的次数减少，需要使用的抗菌药物减少。

➕ **无效**：咳嗽加重，计算24h咳痰量增多，咳痰颜色加深，痰质由稀转稠，出现发热或高热不退，每年因感染导致急性加重的次数增多，需要使用的抗菌药物增多或者药物级别增高。

5. 支气管扩张合并咯血时为什么不主张应用镇咳类中成药？

咳嗽本身就是机体的一种防御性反射。当气管内有痰液或血等分泌物时，会产生咳嗽的反射。而在支气管扩张合并咯血时应用镇咳中成药，有可能会使血液堵住气管，引起呼吸不畅，甚至窒息；而血液长久停滞在气管内会造成炎症蔓延，引起肺炎、肺脓肿、胸膜炎或脓胸等感染性疾病。所以在支气管扩张合并咯血时不应该应用镇咳类中成药。

如何预防支气管扩张

➕ 居室内要经常通风换气，寒冷季节注意保暖。

➕ 加强劳动保护和体育锻炼，预防感冒。

➕ 避免辛辣刺激饮食，减少呼吸道刺激。

➕ 注意调摄情志，保持乐观情绪，避免过分激动、暴怒，以防加重病情或引起支气管扩张大咯血。

➕ 平时注意引流排痰，保持呼吸道通畅。

➕ 尽量减少继发感染，以防病情发展。

小贴士

咯血患者应该特别注意：

（1）给予精神安慰，鼓励患者将血轻轻咯出。

（2）密切观察咯血颜色和量，最好做记录。

（3）患侧卧位时发生咳血，头侧向一边，以防窒息。

（4）如咳血时突发胸闷喘憋加重需急诊就医。

间质性肺病

案例叙述

　　刘先生，男，45岁，从事采矿工作10年，从去年开始出现呼吸急促，活动后更加明显，并且逐渐加重，常感胸闷，干咳，无痰，今来我院就诊，症状主要有呼吸急促，干咳，胸闷、头晕、精神不佳，身上没有力气，不想吃饭，自觉手脚心发热，嗓子发干，舌红，上面没有苔。X线检查发现肺门阴影增大，肺纹理增粗，两肺中、下野可见分布稀疏的结节状阴影。

病情分析

　　结合病史，症状，X线表现，刘先生是得了硅肺病。这是由于刘先生平时吸入较多的粉尘，沉积在肺内，伤及肺络，久之肺气受损，津液亏虚，导致肺叶失养，肺脏的功能丧失，形成阴虚的证候，表现为嗓子发干、干咳、舌上无苔；而人体阴阳失去平衡，就表现为阳相对偏亢的热象，刘先生就会感到手脚心发热，并能见到舌红。所以，刘先生的病中医称为肺燥津伤、阴虚火旺的肺痿。

间质性肺病的中西医概述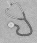

1. 什么是间质性肺病？

　　间质性肺病是一组肺间质的炎症性疾病，间质是指肺泡上皮细胞和毛细血管间的空隙，累及范围包括肺泡壁、小气道和微血管，主要的病理改变为弥漫性肺实质、肺泡炎和间质纤维化，临床表现为活动性呼吸困难、X线胸片弥漫阴影、限制性通气障碍、弥散功能降低和低氧血症。病程多缓慢进展，最终发展为弥漫性肺纤维化和蜂窝肺，导致呼吸衰竭而死亡。

2. 如何简单判断自己得了间质性肺病？

　　出现进行性加重的气急，干咳、胸痛，晚期常发生以低氧血症为表现的呼吸衰竭；胸片早期可呈毛玻璃状，可见线条状、结节状、结节网状或网状阴影，严重者可呈蜂窝肺；肺功能为典型限制性通气障碍，弥散功能减低。如果见到上述情况，可以考虑得了间质性肺病。

3. 引起间质性肺病的常见原因。

主要是吸入无机粉尘，包括二氧化硅、石棉、滑石、铝、煤等；吸入有机粉尘，包括霉草尘、蔗尘、棉尘等；放射性损伤；感染，包括细菌、病毒、真菌等；吸入气体，包括烟尘、汞蒸气、化学性粉尘、合成纤维、氯等；药物，包括白消安、环磷酰胺、甲氨蝶呤等。

4. 中医认为间质性肺病的发病机制。

间质性肺病属于中医的肺痿，其病机为热在上焦，肺燥津伤，或肺气虚寒，气不化津，以致津气亏损，肺失濡养，肺叶枯萎。为本虚标实之证。痰浊、瘀血既是病理产物，又是加重病情的重要因素。

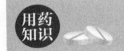

1. 间质性肺病患者何时可以选用百合固金丸或养阴清肺丸、人参保肺丸。

百合固金丸主要成分为百合、地黄、熟地黄、麦冬、玄参、川贝母、当归、白芍、桔梗等，养阴清肺丸主要成分为地黄、玄参、麦冬、川贝母、牡丹皮、白芍、薄荷等，两者功效均为滋肺阴润肺燥，化痰止咳。可用于肺燥津伤型，症见呼吸急促，喘息，干咳无痰，或痰黏稠量少，或痰中带血丝，口渴，嗓子发干，舌红，发干。但两者在应用指征上还有不同，百合固金丸滋阴力大，更适合阴虚更重者，症见手足心发热，夜间入睡后汗出异常，自觉热气自骨头里透发而出者；养阴清肺丸滋阴清肺利咽喉，除上述共见症状外，兼见咽喉肿痛、发热者更适用。上述两药均为清补共用，因受寒导致咳嗽者不宜服用，其表现为咳嗽声重，鼻子不通气，鼻流清涕；痰湿重者亦不宜服用，其表现为咳嗽痰多，黏稠或稠厚成块。

人参保肺丸主要成分为人参、罂粟壳、五味子（醋炙）、川贝母、陈皮、砂仁、枳实、麻黄、苦杏仁（去皮炒）、石膏、甘草、玄参。具有益气补肺，止嗽定喘的功效。用于肺气虚弱，津液亏损引起的虚劳久嗽，气短喘促等症。

2. 间质性肺病可以使用的中成药还有哪些。

理中丸主要成分为人参、白术、干姜、甘草，温中祛寒，补气健脾，用于肺气虚冷证，症见咳痰清稀量多，想喝热水，但喝到嘴里又不想咽下去，呼吸费力或气不够用，稍微活动后症状更明显，身体怕冷，四肢冰凉，头晕，舌颜色淡白。

补肺活血胶囊主要成分为黄芪，赤芍，补骨脂，益气活血，补肺固肾，用于肺肾气虚兼血瘀型，症见呼吸费力或气不够用，稍微活动后症状更明显，咳嗽，咳痰色白，精神疲乏，比较怕冷，害怕风吹，身体自觉无力，稍事活动或不活动就可见到汗出，很容易感冒，腰部发酸，舌暗红，舌上苔比较少。

3. 服用治疗间质性肺病的中成药有哪些事项应该注意?

首先在治疗疾病期间，一般在饮食上和生活方式上都应注意忌烟、酒及辛辣、生冷、油腻食物；其次不要同时服用多种功效相近或相反作用的中成药，除非有医生处方的；另外如果是患有支气管扩张、肺脓疡、肺心病、肺结核等原发病的患者出现症状时应及时去医院就诊；服药3天症状无缓解，应去医院就诊。

4. 为什么需要应用虫类药?

间质性肺病最终都会影响到血络，形成络脉瘀阻，而络病之瘀与一般意义"瘀"不尽相同，表现为病变部位更为深伏，病变更加复杂，其特点是干结难破，非普通草木类活血药物能够胜任，故可以适当选用水蛭、地龙、全蝎虫类药直入血分，使络脉之瘀得开，血脉畅通，进而改善肺脏的换气功能。

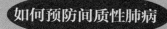 如何预防间质性肺病

1. 三伏贴敷治疗也可以用于间质性肺病患者吗?

三伏贴敷治疗属于冬病夏治的一种疗法，在夏季给予贴敷治疗，提高机体的抗

病能力，从而使冬季易发生或加重的病症减轻或消失。间质性肺病患者因为肺脏功能受损，易患感冒、气管炎等呼吸系统疾患，所以给予贴敷治疗，可以减少此类疾患的发生，对其病情的控制是有益的。

2. 间质性肺病在日常调护中有哪些需要特别注意的?

🔘 注意保暖，避免受寒，预防各种感染。注意气候变化，特别是冬春季节，气温变化剧烈，及时增减衣物，避免受寒后加重病情。

🔘 要保证有足够的休息时间。

🔘 要有舒适的居住环境。房间要安静，空气要清新、湿润、流通，避免烟雾、香水、空气清新剂等带有浓烈气味的刺激因素，也要避免吸入过冷、过干、过湿的空气。

🔘 远离外源性过敏原，诸如：鸟类、动物（宠物或实验饲养者）、木材（红杉尘、软木加工）、蔗糖加工、蘑菇养殖、酿酒加工、发霉稻草暴露以及农业杀虫剂或除莠剂等。

🔘 居室要经常打扫，但要避免干扫，以免尘土飞扬。房间里不宜铺设地毯、地板膜，也不要放置花草。被褥、枕头不宜用羽毛或陈旧棉絮等易引起过敏的物品填充，而且要经常晒、勤换洗。

🔘 加强锻炼，提高抗病能力。如做深呼吸、散步、太极拳等。

小贴士
　　间质性肺病作为世界性疑难疾病，传统的激素、抗纤维化和细胞毒药研究没有实质性突破，现有研究结果已显示应用中西医结合治疗效果优于单纯西医治疗。

胸膜炎

案例叙述

　　刘小军，男性，30 岁，一周前无明显诱因出现午后低热，体温在 37.5℃左右，夜间盗汗，无力，伴右侧剧烈胸痛，呼吸时明显，无放射痛，与活动无关，未到医院检查，自服止痛药，于 3 天前胸痛减轻，但胸闷加重伴有气短，去医院检查发现右下肺语颤减弱，右下肺叩浊，呼吸音减弱至消失，心界向左移位，心右界叩不清，诊断为右侧胸腔积液：结核性胸膜炎可能性大。

病情分析

　　之所以诊断为右侧胸腔积液，是因为气管、心脏左移，右下肺语颤减弱，叩浊，呼吸减低至消失。而考虑为结核性胸膜炎是因为患者有低热、盗汗、无力等结核中毒症状，开始胸痛明显为干性胸膜炎的表现，干性胸膜炎时没有积极治疗，则胸膜渗出胸腔积液，胸痛则减轻。这些是从症状和医生查体上分析得知的。具体明确诊断则需要进一步查胸片、胸腔积液 B 超、PPD 试验、胸腔积液常规、生化、病理、细菌学等相关检查。

胸膜炎的中西医概述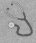

1. 什么是胸膜炎？

　　顾名思义，胸膜炎就是胸膜发生炎症，胸膜包括肺脏表面的脏层胸膜和胸壁内的壁层胸膜两层。胸膜炎是致病因素（通常为病毒或细菌）刺激胸膜所致的胸膜炎症。两层胸膜内可有液体积聚（渗出性胸膜炎）或无液体积聚（干性胸膜炎）。炎症消退后，胸膜可恢复至正常，或发生两层胸膜相互粘连。当肺部发生炎症时，往往牵涉附近的胸膜受损，临床上胸膜炎有多种类型，以结核性胸膜炎和化脓性胸膜炎为最常见，还有些可因肿瘤胸膜转移引起。胸膜炎多以发热、胸痛、咳嗽气促，甚至胸闷不能平卧，伴有胸腔积液为主要表现。

2. 干性胸膜炎与湿性胸膜炎临床上有什么不同?

干性胸膜炎时,因为胸膜表面有少量纤维渗出,表现为剧烈胸痛,似针刺状,检查可发现胸膜摩擦音等改变。湿性胸膜炎时,随着胸膜腔内渗出液的增多,胸痛减弱或消失,患者常有咳嗽,可有呼吸困难。此外常有发热、消瘦、疲乏、食欲不振等全身症状,检查可发现心、肺受压的表现,在大量胸腔积液时,可通过胸腔积液 B 超和 X 线检查发现。

3. 常见的胸膜炎有哪些中医证型及相应治法是什么?

胸膜炎,根据其发病原因及临床症状的不同,主要分为以下四型:

➕ 邪犯胸肺证,表现为恶寒发热,咳嗽痰少,胸胁刺痛,口苦咽干,舌红苔薄,脉弦数。治法以和解清热,理气通络为主。

➕ 饮停胸胁证,表现为咳唾引痛,呼吸困难,咳逆喘息不能平卧,舌苔白腻,脉沉弦。治法以逐水祛饮为主。

➕ 痰瘀互结证,表现为胸痛胸闷,呼吸不畅,迁延经久不已,舌紫暗、苔白,脉弦。治法以化痰活血,理气和络为主。

➕ 阴虚内热证,表现为呛咳少痰,口干咽燥,潮热盗汗,五心烦热,颧红,形体消瘦,舌红少苔,脉细数。治法以滋阴清热为主。

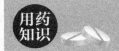

1. 中药对胸膜炎有什么作用?

中药不但能促进胸腔积液的吸收,有效预防胸膜的肥厚、粘连,而且还可以使包裹的胸腔积液消失。胸膜炎归属中医的胁痛、悬饮,两千年前《黄帝内经》中对其的治疗、病因就有详细的分述,《金匮要略》中更有宣肺利水的一直被人们延用至今的十枣汤。针对患者的不同情况,因症施治,可有效缓解患者的各种不适症状,同时还可以摒弃西药治疗胸膜炎的弊端,没有依赖性、耐药性以及毒副作用。

2. 治疗湿性胸膜炎的中成药有哪些？

对于湿性胸膜炎来说，西医胸腔穿刺抽液治疗很重要，既可以缓解胸水压迫胸肺所产生的胸闷气短症状，又可以通过对胸腔积液的检查明确致病因素。但如若寻求保守治疗，有一些中药也可以通过利水而起到减少胸腔积液、缓解症状的作用。如：

➕ 舟车丸：主要成分为牵牛子、大黄、甘遂（醋制）、红大戟（醋制）、芫花（醋制）、青皮（醋制）、陈皮、木香、轻粉。本品行气利水，为逐水峻剂，主要用于治水证属实证者。

➕ 控涎丹：主要成分为甘遂（醋制）、红大戟、白芥子。用于涤痰逐饮。主治渗出性胸膜炎。用于痰涎水饮停于胸膈，胸胁隐痛，咳喘痛甚，痰不易咳出。

上述两药药力峻猛，易伤正气，应中病即止，不宜久服；服药时应从小剂量开始，逐渐加量为妥；体弱年迈者慎用。

3. 治疗胸腔积液时有哪些注意事项？

➕ 攻逐水饮的中成药往往含有甘遂，如舟车丸、控涎丹，应用这类制剂时要避免应用甘草以及含有甘草成分的药物，因为"甘遂"与"甘草"在中药里是相反的药物，同时应用有可能会产生毒副作用。

➕ 治疗胸腔积液时不能以利干净胸腔积液为唯一目的，因为胸腔积液内含有体内多种营养物质，如蛋白，持续利水而不加以补充营养物质有可能造成体内营养缺乏。

➕ 治疗胸腔积液时应当兼顾患者的症状，如果出现虚弱的表现，那么在攻逐水饮时当同时应用补正气的药物。

➕ 中药的利水剂不等同于西药的利尿剂。

4. 如何辨证选用治疗干性胸膜炎胸胁疼痛的中成药？

➕ 表现为胸胁刺痛，咳嗽痰少，口苦咽干，舌红苔薄，脉弦数。证属邪犯胸肺证。治法以和解清热，理气通络为主。可以选用柴胡疏肝丸，若兼见烦热口干、便秘尿赤，舌红苔黄，可选用丹栀逍遥丸治疗。

➕ 表现为胸痛刺痛，固定不移，痛处拒按，伴有呼吸不畅，面色暗滞迁延经久不已，舌紫暗、苔白，脉弦。证属痰瘀互结证。治法以化痰活血，理气和络为主。

可以选用复方丹参片等。

➕ 表现为胸胁隐痛，呛咳少痰，口干咽燥，潮热盗汗，五心烦热，颧红，形体消瘦，舌红少苔，脉细数。当属阴虚内热证，治法以滋阴清热为主。可以选用知柏地黄丸等。

5. 应用中成药治疗胸膜炎时容易有哪些误区？

➕ 在治疗过程中胸痛加重了，认为病情也加重了。

胸膜炎胸腔积液量较多时主要表现是胸闷，随着病情的好转，两层因结核炎性反应变得粗糙的胸膜，随胸水的吸收逐渐相邻，它们在人体活动或呼吸时因相互摩擦而产生胸痛，尤在深呼吸、劳累、心情不适、天气变化时更为明显。

➕ 胸腔积液吸收就是痊愈。

一般来说胸腔积液吸收只代表病情的好转，病情暂时得到控制，并不能说明胸膜炎痊愈。此时如果停药，一是病情有可能会复发，比较短的时间内会再次出现胸腔积液，二是两层胸膜有可能相互粘连，所以必须在医生指导下继续用药治疗。尤其是结核性胸膜炎的治疗，不但要胸腔积液吸收，还需要完成抗结核疗程，这样才可能达到真正的治愈。

➕ 包裹性胸腔积液如果水不吸收就一直服用西药。

有的患者服药都2、3年甚至更长时间了，水还没有吸收，然而一直在服西药，结果水也一直不吸收，反而给身体带来了副作用，其实这种情况下结核病已经稳定，胸腔积液已被厚层包裹致使西药无法直接作用于病灶处，因此效果不理想，所以不能就说耐药了或其他原因而去更换西药方案，其实即使更换了西药方案往往效果也不好。如果能中西药结合必要时配合手术，则效果更好。

如何预防胸膜炎

如何预防胸膜炎的发生？

➕ 平时注意积极锻炼身体，增强体质，提高机体免疫力。

➕ 做好卫生宣传，不随地吐痰，保持个人及居住的整洁干净，空气流通。

➕ 有肺结核患者密切接触史者，要注意观察，定期检查，必要时可进行卡介苗接种。

➕ 肺部感染时要积极控制感染，避免蔓延至胸膜。

小贴士

如何判断结核性胸膜炎没有传染性？

1. 只有结核性胸膜炎，由于胸腔是密闭的，病菌不会呼出体外，因此也就没有传染性。

2. 肺内未发现感染病灶。

3. 查痰未找到结核杆菌。

肺结节病

案例叙述

　　李女士，62岁，1个月前无明显诱因出现咳嗽，咳少量白黏痰，轻度气喘，无恶寒发热，自服抗生素和止咳化痰药效果不好，来门诊查胸片提示双侧肺门增大，建议 CT 检查，胸部 CT 提示为双肺门占位。为明确诊断，遂收入院进行系统检查。又做了肺部增强 CT，纤维支气管镜并进行肺活检。纵隔淋巴结活检为肉芽肿性炎，考虑为结节病。给予泼尼松 30mg 每日一次口服，2个月后复查 CT 病变有所减轻，激素逐渐减量继服。

病情分析

　　肺结节病症状表现无特异性，跟支气管炎、肺炎、肺结核、肺癌等呼吸系统疾病有类似表现，还有一些肺结节病没有明显的症状，所以 X 线胸片常常作为体检的常规项目，尤其咳嗽时间较长时更应该做 X 线胸片检查以除外一些疾病。肺结节病的胸部 CT 表现与肺部肿瘤、淋巴瘤、血管畸形、结核等病变相似，单凭影像学难以明确诊断，一般都需要通过开胸或纤维支气管镜检查获取病理组织进行活检以确诊。激素治疗是西医治疗肺结节病的首选，要在评估患者整体情况后，在医生指导下规范服用，逐渐减量，总用药时间 1 年或更长。李女士诊断治疗及时规范，疗效较好。如果配合中药汤剂辨证论治，病情稳定后选用合适的中成药，可以进一步提高疗效。

肺结节病的中西医概述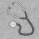

1. 什么是肺结节病？

　　结节病是一种原因不明、多系统多器官受累的肉芽肿性疾病。可侵犯全身多个器官，以肺和淋巴结发病率最高，其次是皮肤和眼、神经系统及心脏。临床上 90%以上有肺的改变，叫肺结节病。症状表现无特异性，部分患者有咳嗽、咳痰、甚至血痰等呼吸道症状，少数患者出现胸痛。有时有乏力、发热、盗汗、体重减轻、关节肿胀疼痛、皮肤结节性红斑等。而有些患者没有明显症状，在体检时拍胸片或 CT

时发现肺门淋巴结肿大或肺内结节影。中青年人易患，年龄以 20 ～ 40 岁多见，儿童及老人较为少见，女性略多于男性。发病率不高。

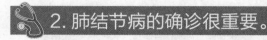 **2. 肺结节病的确诊很重要。**

肺结节病与肺门淋巴结结核、肺结核、肺癌、淋巴瘤、肺转移瘤、间质性肺炎等疾病在胸片和 CT 上的表现很相似，但在治疗上有很大差异，因此肺结节病的确诊有重要意义。肺结节病一般要通过病理组织活检才能最终确诊。

3. 肺结节病的病因是什么？

肺结节病的病因迄今为止尚不清楚，有感染学说(如结核、真菌、病毒、支原体等)、化学因素、药物、变态反应、自身免疫以及遗传与环境等学说。

4. 肺结节病的治疗和预后是怎样的？

本病一般呈良性过程，大多预后良好，部分患者可自行缓解。一般情况下，肺结节病在诊断后 1 年内进行治疗者预后较好，病程超过 2 年者，治疗效果较差，因此应尽量争取早发现，早治疗。

5. 中医怎么认识肺结节病？

中医认为病因是由于素体虚弱，卫外不固，反复感染，病情迁延不愈，耗伤机体正气，脏腑功能虚弱，气机阻滞，脏腑失和，以致痰聚、血瘀、毒结，与气血相互搏结，闭阻肺络，日久而成结节。肺结节病不单纯是虚或实，而是虚实夹杂，正虚与邪实并见的证候。气阴两伤、痰瘀热毒互结、肺失清肃的证型比较常见。治疗应根据情况灵活运用益气养阴，化痰祛瘀，解毒散结等攻补兼施之法。

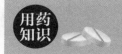

1. 肺结节病什么时候可以选用养阴清肺丸？

养阴清肺丸主要成分为地黄、麦冬、玄参、川贝母、白芍、牡丹皮、薄荷、甘草。

有养阴润燥，清肺利咽的功效。用于阴虚肺燥，咽喉干痛，干咳少痰者。肺结节病某些阶段符合以上特点可以选用，一般在病程较久时这一证型多见。不同制剂还有颗粒、口服液、糖浆等。

 ## 2. 肺结节病什么时候可以选用羚羊清肺丸？

羚羊清肺丸主要成分为羚羊角粉、浙贝母、蜜炙桑白皮、黄芩、前胡、天冬、天花粉、蜜炙枇杷叶、炒苦杏仁、桔梗、陈皮、甘草等。有清肺利咽，清瘟止嗽的功效。用于肺胃热盛，感受时邪，身热头晕，四肢酸懒，咳嗽痰盛，咽喉肿痛，鼻衄咳血，口干舌燥。肺结节病某些阶段符合以上特点可以选用，一般在病程早期痰热明显，或病程中出现外感，咳嗽痰热有所加重时适用。

 ## 3. 肺结节病什么时候可以选用夏枯草胶囊？

夏枯草胶囊主要成分为夏枯草。有清火，明目，散结，消肿的功效。用于头痛眩晕，瘰疬，瘿瘤，乳痈肿痛，甲状腺肿大，淋巴结结核，乳腺增生症。肺结节病一般可以长期服用，可单独或配合其他中成药一起用。不同制剂还有颗粒、膏、丸、片等。

 ## 4. 肺结节病什么时候可以选用大黄䗪虫丸？

大黄䗪虫丸主要成分为熟大黄、炒土鳖虫、制水蛭、炒虻虫、炒蛴螬、煅干漆、桃仁、炒苦杏仁、黄芩、地黄、白芍、甘草等。有活血破瘀，通经消癥瘕的功效。用于瘀血内停所致的癥瘕、闭经、盆腔包块、子宫内膜异位症、继发性不孕症，症见腹部肿块、肌肤甲错、面色黯黑、潮热羸瘦、经闭不行。肺结节病某些病程阶段与中医所说的血瘀癥瘕病理特点相似，可以酌情选用。因含有很多虫类药，作用较强，应在医生指导下服用。

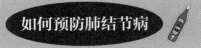 ### 如何预防肺结节病

尽可能避免呼吸系统疾病的危险因素，如室内外空气污染、吸烟、职业粉尘、细菌病毒等微生物感染。具体包括：空气污染严重时减少外出，活动锻炼选择空气好的场所；戒烟及不吸二手烟；做好劳动保护；调整免疫功能，减少感冒等呼吸道

感染的发生，出现上呼吸道感染或急性气管 - 支气管炎等要及时并彻底治疗等。

平素应注意提高呼吸道抗病能力，其次是注意营养，保持身体健康。定期体检，做到有病早发现，早治疗。得了肺结节病饮食应以清淡为主，注意少吃容易引起过敏的食物，也就是老百姓常说的"发物"，如海鲜，羊肉，芒果、菠萝、荔枝、榴莲等水果，茴香、香菜、蒿子秆等蔬菜。

小贴士

结节病的结节只长在肺上吗？

结节病肉芽肿结节可侵犯全身各器官，90%以上有肺的改变，以双肺门淋巴结肿大、肺浸润、眼及皮肤损害为特征。肝、脾、淋巴结、唾液腺、心脏、神经系统、肌肉、骨骼和其他器官亦可受累。

肺结核

案例叙述

王大叔1个月前出现发热，午后更加厉害，体温一般在37.5～38℃；咳嗽，大多数是干咳，浑身无力，曾自己吃过治疗感冒的中药，但是症状没有好转，10天前又出现咳嗽，痰中带鲜血，吃了抗生素和清热止血的中药也没有作用。现在王大叔神志清楚，但是精神差，无力，午后有潮热，手脚心发热为主。近1个月体重明显减轻，还有盗汗，皮肤干燥，而且皮肤的温度比较高，颧骨处的面色较红，嘴唇的颜色为深红色，鼻子、咽部都觉着干燥；仍然咳嗽，干咳为主，痰中带有血丝，吃饭也没有食欲。舌红，少苔。医生检查中发现右上肺可以听到局部的湿啰音，胸片显示：右上肺浸润型肺结核，血清结核菌素试验阳性；在王大叔的痰中也找到了抗酸杆菌。

根据王大叔的咳嗽、咯血、午后潮热、盗汗、消瘦等症状，以及医生检查中的右上肺湿啰音、血清结核菌素试验阳性和痰中找到抗酸杆菌，结合X线胸片，医生明确诊断王大叔患了肺结核。王大叔感染了结核分枝杆菌，结核分枝杆菌侵袭了肺脏，损耗掉肺脏阴气，长时间就会导致肺阴虚，表现为午后的潮热，盗汗，手脚心发热，咳嗽等症状。王大叔的病属于阴虚证的肺痨。

肺结核的中西医概述

1.什么是肺结核？

肺结核指肺部感染了结核分枝杆菌而引起的一种肺部的传染病。肺结核一般会出现咳嗽、咯血、胸痛，并有全身的一些症状，比如乏力、消瘦、食欲不振、长期低热而且低热大多在午后或傍晚升高、盗汗、面颊潮红，严重的还会出现高热不退，全身衰竭的情况。

2.如何判断自己可能得了肺结核？

肺结核以咳嗽、咯血、潮热、盗汗、胸痛、消瘦为主要症状，但是其他疾病也可以出现这 6 个症状，怎么判断这些症状是肺结核引起的还是其他疾病引起的呢？肺结核的这些症状有下列特点：

✚ **咳嗽：** 大多为长时不愈的慢性咳嗽，咳嗽的声音比较轻，每次咳嗽的时间短，咳得急，一般是没有痰的干咳或痰少而且较黏稠，痰很难咳出，在下午、夜间的时候比较严重。

✚ **咯血：** 咳嗽的时候伴有血咳出来，咳出的血为鲜红色，夹有泡沫样的痰液，常常有痰中带血，少数的情况是血痰，当然也会有咳嗽的时候大量出血的情况。

✚ **潮热：** 大多数为低热，有时候仅仅是感觉手足心发热，从下午以后开始发热，到夜里更加严重，第 2 天的早晨体温恢复正常。

✚ **盗汗：** 睡觉时出汗，睡醒了汗就自动止住。这个症状不是肺结核特有的，但肺结核患者常见。

✚ **胸痛：** 表现为感觉胸部不舒服或者隐隐的痛，随着呼吸和咳嗽的时候加重。

✚ **消瘦：** 一般是慢慢变瘦，不像一些病情急的疾病，迅速瘦下去。肺结核的消瘦一般是先四肢变瘦，脖子逐渐变细，颧骨突出，肋骨可以明显看到，精神委靡不振。

3. 中医把肺结核分为哪些类型？怎么根据症状判断类型？

中医把肺结核称之为"肺痨"。中医认为肺痨的发病原因有内外两个方面。外在的原因是感染"痨虫"，也就是感染了结核分枝杆菌的意思，内部的原因是体内的正气虚弱，不能把导致生病的因素驱赶出人体，就是人体的抵抗力差，内外两方面的原因互相影响。"痨虫"侵袭了人的肺部，就会损耗肺脏的阴气，病情逐渐发展严重，从肺脏慢慢损害到肾脏，损伤肾气，加重人体阴气的耗损程度，则会导致阴虚火旺；损害到脾，人体的气的生成就会受阻，则会导致气阴两虚；甚至于阴气损耗过多，进一步损耗人体的阳气，导致人体阴阳两虚。肺结核的病理性质主要在于阴虚，根据阴虚的程度及病情发展可以分为 4 个证型。

下面简单介绍一下各个证型分别会有一些什么症状。

✚ **肺阴亏虚证：** 干咳，咳的声音短并且急促，痰少或痰中带有血丝，颜色鲜红，胸部隐隐闷痛，下午后自觉手足心热，或者有少量盗汗，皮肤干燥，自觉皮肤发热，还有口干以及嗓子干燥，疲倦乏力，精神差，吃饭不香。舌红苔薄少津。

✚ **阴虚火旺证：** 咳嗽急促或呛咳，痰少而黏，时不时会有咯血，血色鲜红，量比较多，同时下午后潮热，自己觉着有热从骨头里面透出来，手足心发热，颧骨处显红色，像化了妆一般，盗汗较严重，口渴心烦，失眠，还有性情急躁易怒，或胸部肋骨处疼痛，男子还会有遗精，女子则出现月经不调，身体逐渐变瘦。舌红绛而干，苔薄黄或剥脱。

⊕ **气阴耗伤证：**咳嗽无力，咳声低，气急，咳出的痰为白色的清稀痰，量较多，偶尔痰中可以夹血，还可能有咯血，血色为淡红色，午后有潮热，同时会伴有怕风，怕冷，自汗与盗汗会同时出现，吃饭不香，精神差，容易疲倦，大便稀，脸色白但是颧骨处又可以看见化了妆一样的不自然的红色。舌质嫩红，边有齿痕，苔薄。

⊕ **阴阳虚损证：**咳嗽，气急，自觉喘不过气，咳痰，痰为白色的泡沫一样的，有时可能夹有血丝，血的颜色偏暗偏淡，还会有潮热，自汗，盗汗，声音嘶哑甚至无法讲话，脸部以及四肢浮肿，心慌，唇色偏紫，四肢凉，怕冷，还可能有凌晨的时候拉肚子，口腔以及舌上长溃疡，身体消瘦的厉害，体重大幅度减少，男子会有遗精阳痿的表现，女子则会出现不来月经。舌光质红少津，或舌质淡体胖，边有齿痕。

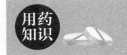

1. 肺结核常用的中成药有哪些？怎么选择？

⊕ **百合固金丸：**主要成分是百合、生地黄、熟地黄、麦冬、玄参、川贝母、当归、白芍、桔梗、甘草，功能为润肺止咳，清心安神，补中益气，清热利尿，清热解毒，凉血止血，健脾和胃。可以用于治疗肺痨久嗽。适用于以下症状：干咳，咳的声音短并且急促，或者咳出少量的黏稠的痰，或痰中带有血丝，颜色鲜红，还可以午后自己觉着手足心热，或者有少量盗汗，皮肤干燥，皮肤的温度高，还有口干以及咽部干燥等症状。

⊕ **结核丸：**主要成分是龟甲（醋制）、百部（蜜炙）、生地黄、熟地黄、阿胶、鳖甲（醋制）、北沙参、白及、牡蛎、川贝母、熟大黄、蜂蜡等16味。功能为滋阴降火，补肺止嗽。用于阴虚火旺引起的潮热盗汗，咳痰咳血，胸胁闷痛，骨蒸痨嗽，肺结核、骨结核。

⊕ **麦味地黄丸：**主要药物组成是麦冬、五味子、熟地黄、酒萸肉、牡丹皮、山药、茯苓、泽泻。辅料为蜂蜜。功能为滋肾养肺。主要用于肺肾阴亏证的肺结核。

适用于以下症状：咳嗽急，咳少量黏稠的痰，或咳吐较多的黏稠黄痰，时不时会有咯血，血色鲜红，里面混有泡沫样的痰，还可以有午后潮热，自己觉着有热从骨头里面透出来，手足心发热，颧骨处显红色，像化了妆一般，盗汗较严重，口渴心烦，失眠，男子还会有遗精，女子则出现月经不调，身体逐渐变瘦等症状。

⊕ **河车大造丸：** 主要药物组成：紫河车、熟地黄、天冬、麦冬、杜仲（盐炒）、牛膝（盐炒）、黄柏（盐炒）、龟甲（醋炙）。功能为滋阴清热，补肾益肺。主要用于肺肾两亏肺结核。主要症状有：咳嗽，气急，咳痰，痰为白色的泡沫一样的，有时可能夹有血丝，血的颜色偏暗偏淡，还会有潮热，自汗，盗汗，脸部以及四肢浮肿，心慌，唇色偏紫，四肢凉，怕冷，还可能有凌晨的时候拉肚子，口腔以及舌上长溃疡，身体消瘦的厉害，体重大幅度减少等症状。

2. 治疗肺结核的中成药有副作用吗？

治疗肺结核的中成药一般比较安全，副作用较少。当然有过敏史的或者过敏体质的人应该谨慎使用。

3. 服用治疗肺结核的中成药注意事项？

⊕ 中医认为，肺结核的本质是阴虚。阴虚在很多时候都会表现出火旺的症状，比如说手足心发热，心烦等。虽然有火旺的表现，但应该注意本质是阴虚。在选择中成药的时候要谨记这一点。不能因为有火的表现而选择苦寒清热的药物。

⊕ 有高血压、心脏病、肝病、糖尿病、肾病等慢性病严重者应该在医生的指导下服用。

⊕ 服药期间，若患者发热体温超过 38.5℃，或出现喘不过气的情况，或咳嗽加重、痰的量明显增多的应去医院就诊。

4. 治疗肺结核的中成药需要服用多久？

肺结核是慢性病，治疗需要的时间相对较长。中成药什么时候可以停药，每个人都是不同的，对于药物的反应不同，病情的严重程度也都是不同的，应该结合检查，坚持治疗。而且，确定得了肺结核以后，应该到专门的医院进行抗结核规范治疗，同时辅助用中药调理。

小贴士

　　肺结核具有传染性，已确诊的患者应隔离治疗。疑似患者也应有一定的隔离措施，特别是不能随地吐痰。

肺癌

案例叙述

　　韩大爷，63岁，曾因咳嗽，痰中带血丝于当地医院就诊，无余不适主诉，没有其他疾病，也没有得过结核病，吸烟史有40年，每天1~2包，体检无特殊。胸部CT示右肺中叶结节影，直径1.5cm，没有特殊重视。之后反复有咳嗽、痰中带血症状，7个月后复查胸部CT发现结节影增大至直径4cm，周边毛刺样改变，局部侵犯壁层胸膜。目前患者咳嗽，少量咳痰，痰中血丝，同时有胸闷气喘，偶而有胸痛，食欲较差，睡眠差，大小便正常。患者要求中药保守治疗，医生给予西黄丸口服治疗。

病情分析

　　老年男性，长期吸烟史，为肺癌的高发人群，出现肺部结节影，首先要除外肿瘤的可能性，需要引起重视，如果有条件做支气管镜检查或活体穿刺进行病理活检，以明确诊断，如果条件不具备，3~6个月复查胸部CT动态观察其变化，以免漏诊误诊。因为癌肿刺激支气管黏膜、引起支气管狭窄，所以咳嗽咳痰，咳嗽损伤癌肿组织血管可见痰中血丝。患者目前正气损伤不是很明显，所以医生予西黄丸散结消肿。

肺癌的中西医概述

1. 简单认识下什么是肺癌？

　　顾名思义，肺癌就是肺脏上长出不正常的癌肿，癌肿侵占正常有呼吸功能的肺脏组织而引起咳嗽、咳痰、咯血等一系列症状。肺癌是当前最常见的男性恶性肿瘤。近几十年来，在发达国家及发展中国家，肺癌的发生率及死亡率以惊人的速度上升。一般认为肺癌与吸烟、辐射、大气污染及其他职业因素有关，其中与吸烟关系最为密切。肺癌的症状取决于肿瘤发生的部位、大小类型、发展阶段和并发症。早期可无症状，仅在X线检查时发现，中后期可表现为咳嗽、咳痰、咯血、胸痛、发热等，晚期可明显消瘦，出现恶病质。中医认为，肺癌的发病主要是由于脏腑功能失调，气血阴阳失调，导致脏腑虚弱，并在此基础上，气滞、瘀血、水湿、痰浊等邪气日久积滞形成的。

 2. 如何根据症状进行简单判断？

　　咳嗽、咳痰、咯血是肺癌最常见的症状，但由于肺部疾病经常出现这样的症状，所以要区别是否为肺癌，还需要认真辨别。咳嗽是肺癌常见的症状之一，是由于癌肿侵蚀肺组织，刺激气道而致，其特点是顽固性阵发性呛咳。大约半数以上患者可有咯血痰，其特点是痰中带血，血与痰共见为多。轻度胸痛也是肺癌较常见的症状之一，疾病早期多表现为间歇性的、部位不固定的深部压迫感或钝痛，随着病情进展则疼痛持续固定而剧烈，一般止痛药无效。发热一般为中度，经治疗可暂时缓解，但常反复发作。当出现这些症状时，需要及时到医院进行相关检查，以明确诊断。

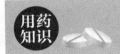 **3. 中医治疗肺癌的基本原则是什么？**

　　肺癌以正气虚损为发病基础，基本病机是本虚标实。正虚即气血阴阳的亏虚，即使是早期患者，临床症状无明显的正虚表现，但也存在正虚的机制。而邪实是指气滞、血瘀、痰凝、湿阻、毒聚的不同情况。所以治疗肺癌的基本原则是扶正祛邪，攻补兼施。结合患者病史、病程、临床资料，综合分析，辨证施治，做到"治实当顾虚，补虚勿忘实"。初期邪盛正虚不明显，当先攻邪为主；中期攻补兼施；晚期正气大伤，不耐攻伐，当以补为主。扶正之法主要是根据正虚侧重的不同，并结合主要病变脏腑而分别采用补气、补血、补阴、补阳的治法；祛邪主要针对病变采用理气、除湿、化痰散结、活血化瘀、清热解毒等法，并应适当配伍有抗肿瘤作用的中草药。

用药知识

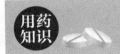 **1. 中成药在肺癌的治疗中有哪些作用？**

　　➕ **抗肿瘤：**中成药联合化疗方案治疗肺癌，不仅具有明显提高近期疗效的作用，还可以提高远期生存率。

　　➕ **增强患者免疫力：**中成药治疗中晚期肺癌患者，可以提高患者的免疫功、抑制肿瘤生长。

➕ **控制胸腔积液**：在治疗肺癌所致的胸腔积液时，应用一些具有利水作用的中成药，口服或其灌注在胸腔内可在一定程度上控制胸水量。

➕ **降低放化疗毒副反应**：对肺癌患者进行放疗时，联合运用中成药，能有效的降低放疗所致的肺损伤，减轻放化疗对患者的免疫抑制作用。

➕ **减轻癌性疼痛**：单用某些中成药或联合化疗药物能明显减轻肺癌所致的癌性疼痛。

➕ **改善生活质量**：通过辨证选用中成药，对症下药，减轻咳嗽咳痰疼痛等症状，可以明显改善肺癌患者的生活质量。

2. 常用的抗肿瘤中成药有哪些？

中医防治肿瘤的常用治法大致可分为攻邪散瘤、扶正培本、扶正散瘤三大类。

➕ **攻邪散瘤类**

➕ **西黄丸（西黄胶囊）**

主要成分：牛黄、麝香、乳香、没药。

功能主治：清热解毒，和营消肿。本品用于痈疽疔毒，瘰疬，流注，癌肿等。

➕ **榄香烯乳注射液**

主要成分：温郁金中提取的 β 榄香烯乳。

功能主治：对肺癌及其产生的癌性胸腔积液有一定药疗。本品与放化疗同步治疗，可增强疗效，可用于介入、腔内化疗及癌性胸腔积液的辅助治疗。

➕ **参莲胶囊**

主要成分：苦参、山豆根、半枝莲、莪术、白扁豆、防己、丹参、乌梅、杏仁、三棱、补骨脂。

功能主治：清热解毒、活血化癥、软坚散结。适用于气血瘀滞、热毒内阻而致的中晚期肺癌患者。

➕ **华蟾素注射液**

主要成分：中华大蟾蜍皮的水制剂。

功能主治：清热解毒、消肿止痛、活血化瘀、软坚散结。

可直接杀伤肿瘤细胞，并有增强免疫抑制作用。适用于中晚期肺癌患者，联合放化疗和介入治疗能明显提高放化疗的临床疗效，减轻放化疗的毒副反应，能够使癌痛得到有效控制，改善患者生活质量。

⊕ 鸦胆子油乳注射液

主要成分： 鸦胆子油。

功能主治： 清热解毒、软坚散结。适用于肺癌、肺癌脑转移患者。

⊕ 复方苦参注射液

主要成分： 苦参、当归等。

功能主治： 清热利湿、凉血解毒、散结止痛。

适用于治疗肺部恶性肿瘤、癌性疼痛及出血。

⊕ 慈丹胶囊

主要成分： 莪术、山慈菇、鸦胆子、制马钱子、蜂房、人工牛黄、黄芪、当归、僵蚕、丹参、冰片等。

功能主治： 化瘀解毒、消肿散结、益气补中。适用于原发性肺癌或经手术、放化疗后患者的辅助治疗。

⊞ 扶正培本类

⊕ 贞芪扶正胶囊

主要成分： 黄芪、女贞子。

功能主治： 补气养阴。适用于久病虚损，气阴不足。配合手术、放射治疗、化学治疗，可改善临床症状，明显提高外周血白细胞，提高机体细胞免疫，抑制肿瘤的发展，促进疾病的恢复。

⊕ 参麦注射液

主要成分： 人参、麦冬。

功能主治： 益气养阴。可改善患者免疫功能，有助于化疗的施行。

⊕ 至灵胶囊

主要成分： 人工培养的冬虫夏草菌丝。

功能主治： 具有增强免疫功能及抑制细菌和抗癌作用。临床辅助治疗恶性肿瘤患者，具有改善睡眠、食少、乏力、出汗等虚弱症状的作用，这对于肿瘤患者坚持完成化疗或放疗颇为有益。

⊕ 参芪扶正注射液

主要成分： 党参、黄芪。

功能主治： 益气扶正。用于气虚证肺癌的辅助治疗。与化疗合用有助于提高疗效、保护血常规。提高气虚患者免疫功能、改善气虚症状及生存质量。

⊕ 扶正散瘤类

⊕ 康莱特注射液

主要成分：注射用薏苡仁油。

功能主治：益气养阴、消瘤散结。适用于不宜手术的气阴两虚、脾虚湿困型原发性非小细胞肺癌。配合放化疗有一定的增效作用。对中晚期肿瘤患者具有一定的抗肿瘤和止痛作用。

⊕ 艾迪注射液

主要成分：人参、黄芪、刺五加和斑蝥等。

功能主治：扶正固本、清热解毒、消瘀散结。可用于抗肿瘤、肿瘤术后巩固治疗，也可与化疗药物配合使用，增强疗效，减少毒副作用。

3. 西黄丸与西黄胶囊有什么相同点及不同点？

很多人都不清楚西黄丸与西黄胶囊是不是一样的药，其实这两个中成药的主要成分都包含牛黄、麝香、乳香、没药等，都具有解毒散结，消肿止痛的效果。两者功效相同，临床均可用于各种癌症的治疗及辅助治疗，改善中晚期癌症患者的临床症状，提高生活质量。但两者之间也有些不同点：一是剂型不同；西黄丸是丸剂，西黄胶囊是胶囊剂；二是其中牛黄的取材不同，西黄丸中牛黄是体外培育牛黄，而西黄胶囊中牛黄是人工牛黄。

4. 针对肺癌化疗的不良反应，可以选用哪些中成药？

针对肺癌化疗期间出现的不同不良反应，可以选择相应的中成药缓解症状、减轻毒副作用。如：

化疗引起消化道反应，如恶心呕吐、不想吃东西，则以理气和胃为治疗原则，常用的中成药有：香砂养胃丸、小柴胡颗粒、健胃消食片、人参健脾丸、木香顺气丸等。

化疗引起骨髓抑制，也就是骨髓造血的功能变差了，则以益气补血、补肾生髓为治则，常用生血丸、健脾益肾颗粒、八珍颗粒、归脾丸、当归补血丸、复方阿胶浆等。

化疗引起心脏毒性，如心慌气短、心率减慢、血压下降，则应以益气养心为治则，可用生脉注射液、参附注射液等。

化疗引起周围神经毒性引起的手足麻木，则以通经活络为法，可选用大活络丹、强力天麻杜仲胶囊等。

化疗引起的肝功能损伤，常用护肝片、复方木鸡颗粒、鸡骨草胶囊等。

化疗引起的肾功能损伤，常用百令胶囊、金水宝胶囊、金匮肾气丸等。

5. 针对肺癌放疗的不良反应，可以选用哪些中成药？

临床常见放射性肺炎、放射性食管炎、放射性肠炎及放射性皮肤损伤等，中医常用治法为清热解毒、活血化瘀、解毒生肌等。

放射性肺炎常用养阴清肺口服液。

放射性肠炎常用四君子汤合四逆散、葛根芩连汤、参苓白术散等。

放射性食管炎常用麦门冬汤、甘露饮等。

放射性皮肤损伤常用如意金黄散、新癀片等外用药物治疗。

6. 哪些中成药可以用于治疗肺癌癌性疼痛，其优势是什么？

中医认为，疼痛的病机不外乎"不通则痛、不荣则痛"。中医以活血化瘀、散结止痛为治法。常用药物：小金丸、参丹散结胶囊、金龙胶囊、西黄丸、少腹逐瘀丸、鳖甲煎丸、桂枝茯苓丸、复方蟾酥膏等。

中成药外用配合西药三阶梯止痛疗法，治疗癌性疼痛在起效时间、止痛时间、疼痛缓解程度方面都比单用西药止痛效果要好，并且还可将西药三阶梯止痛药不同程度的减量，减少止痛西药产生的不良反应。

如何预防肺癌

🔵 戒烟：肺癌的预防之道，远离香烟和烟雾是最为明智之举。不但不要吸烟，而且也不要让自己吸上二手烟，即使是在公共场所也应该设法避开那些吞云吐雾者，以避免受到二手烟的危害。有关资料显示，控制吸烟可以减少 80% 以上的肺癌，肺癌的发病率和死亡率都会随着戒烟时间的延长而逐渐降低，如果连续戒烟 12 年，则可与不吸烟者接近。

✚ 保护室内和大气免受污染：如尽量减少汽车尾气排放、使用清洁型燃料、改变食物烹饪方法、科学合理地进行室内装修等。

✚ 加强职业防护：对于开采放射性矿石的矿区，必须采取确实有效的劳动防护措施，降低放射性物质的浓度，尽量减少工作人员受辐射的剂量。对于暴露于致癌化合物的工作人员，也必须采取各种确实有效的劳动防护措施，以避免或减少与致癌因子的接触。

✚ 有高危因素，如大于 45 岁男性，长期吸烟，或者有职业暴露接触放射性物质者，应坚持体检筛查，以做到早诊断早治疗。

小贴士

"以毒攻毒"需谨慎。

华蟾素、复方斑蝥胶囊等含有一些有毒虫类药物，这类药会造成一定的骨髓抑制、神经毒性及肝肾功能损伤，使用时应注意：

（1）监控血常规及肝肾功能等。

（2）在医师指导下按疗程用药。

（3）对过敏体质者，要慎用。

中成药药名索引

附录

艾迪注射液 142

百合固金口服液 71，118

百合固金丸 121，135

百令胶囊 105

鼻炎滴剂 44

鼻炎康片 45

鼻炎片 45

鼻渊舒口服液 50

鼻渊通窍颗粒 50

冰硼散 56

补肺活血胶囊 111，122

参莲胶囊 140

参苓白术丸 105

参麦注射液 141

参芪扶正注射液 141

柴胡疏肝丸 126

柴银口服液 76

慈丹胶囊 141

大黄蟅虫 131

丹栀逍遥丸 126

胆丸 49

滴通鼻炎水 49

二陈丸 93

二母宁嗽丸 83

防风通圣丸 77

复方鼻炎膏 44，49

复方草珊瑚含片 65

复方丹参滴丸 111

复方丹参片 127

复方苦参注射液 141

复方双花口服液 76

复方双花片 66

复方鲜竹沥液 71，93

复方鱼腥草片 117

感冒清热颗粒 76

感冒软胶囊 76

固本咳喘片 99

桂龙咳喘宁胶囊 114

桂龙咳喘宁颗粒 106

蛤蚧定喘丸 105，110，114

河车大造丸 105，135

荷叶丸 118

喉症丸 54，55

华蟾素注射液 140

黄氏响声丸 60

藿胆滴丸 49

藿香正气软胶囊 77
藿香正气水 77
急支糖浆 92
健民咽喉片 66
结核丸 135
解热感冒片 77
金花清感颗粒 76
金匮肾气丸 106，114
金嗓散结丸 61
金水宝胶囊 105
橘红丸 72
蠲哮片 87
康莱特注射液 142
控涎丹 126
蓝芩口服液 54，56，66
榄香烯乳注射液 140
理中丸 122
连花清瘟胶囊 76
苓桂咳喘宁胶囊 87
羚翘解毒丸 76
羚羊清肺丸 82，131
六君子丸 87，105
六神丸 54，55
鹭鸶咳丸 82
麦味地黄丸 135
慢严舒柠 66

梅花点舌丸 54，55
牛黄解毒片 72
牛黄清心丸 115
牛黄蛇胆川贝液 93
蒲地蓝消炎口服液 54，56
七味都气丸 88，105
强力枇杷露 93
清肺抑火丸 71
清开灵口服液 115
清开灵注射液 115
清气化痰丸 71
清咽滴丸 66
清音丸 61
祛痰止咳颗粒 72，99
人参保肺丸 121
润喉丸 60
蛇胆陈皮口服液 93
蛇胆川贝口服液 72，117
生脉饮 114
双黄连口服液 76
双料喉风散 54，56，66
苏黄止咳胶囊 82
苏子降气丸 72，100，110
铁笛丸 61
通窍鼻炎片 45
通心络胶囊 111

附录

通宣理肺丸 92

西瓜霜 66

西黄胶囊 142

西黄丸 140，142

锡类散 56

夏枯草胶囊 131

消咳喘糖浆 99

小青龙颗粒 87，99，106

辛芳鼻炎胶囊 45

辛芩颗粒 45

醒脑静注射液 115

鸦胆子油乳注射液 141

养阴清肺丸 71，82，93，99，118，121，130

益气止血颗粒 118

银翘解毒颗粒 76

玉屏风颗粒 87，105

云南白药胶囊 118

贞芪扶正胶囊 141

知柏地黄丸 127

止咳橘红丸 92

至灵胶囊 141

舟车丸 126

紫雪丹 71